systemed

H. Lemberger | F. Mangiameli | Dr. N. Worm

EIWEISS-GUIDE

Tabellen mit über 500 Lebensmitteln, bewertet nach ihrem Eiweißgehalt und ausgewählten Aminosäuren

Inhalt

EIWEISS-GUIDE: INHALTSVERZEICHNIS

Die Eiweißtabellen

Vorwort von Prof. Dr. Nicolai Worm

»Wir essen zu viel Eiweiß!« Diese Floskel begegnet einem als Ernährungswissenschaftler laufend auf Vorträgen, Fortbildungsveranstaltungen oder in Internetforen. Ich habe mir angewöhnt, die Gegenfrage zu stellen: »Zu viel für was?«. Zu viel für die Gesundheit jedenfalls nicht! Wir konsumieren in Mitteleuropa etwa 15 Prozent der täglichen Kalorien als Eiweiß. Die wissenschaftliche Datenlage, die sogenannte »beste verfügbare Evidenz«, legt jedoch nahe, dass es für die meisten Erwachsenen viel eher von Vorteil wäre, wenn sie nicht weniger, sondern mehr Protein konsumieren würden.

Tatsächlich geben viele Fachgesellschaften die Empfehlung, ca. zehn Prozent der täglichen Kalorienzufuhr über Eiweiß zu decken. Gemeint ist damit aber die sichere Abdeckung des biologisch notwendigen täglichen Bedarfs, um körperlichen Schaden zu vermeiden. Bedarf bedeutet allerdings nicht gleich Optimum. Wenn man sich immer am Bedarf orientierte, lägen die Empfehlungen für die Kohlenhydratzufuhr bei Null und für Fett würden wenige Gramm essenzieller Fettsäuren pro Tag genügen. Doch beim Eiweiß hat es sich eingebürgert, den Bedarf gleich »optimal« zu setzen.

Man kann heute aufgrund der Erkenntnislage davon ausgehen, dass ein Mehr an Protein im kalorischen Austausch gegen Stärke und Zucker unter anderem zu einer gebremsten Energiezufuhr führt und auf diese Weise

VORWORT VON
PROF. DR. NICOLAI WORM

der Übergewichtsepidemie entgegenwirkt. Unabhängig davon werden zudem Risikofaktoren für Herz-Kreislauf-Erkrankungen wie erhöhter Blutdruck und erhöhte Blutfettwerte gemindert bzw. in der Therapie effektiver zu behandeln sein. Diesen eindeutig belegten Effekten werden dennoch immer wieder solche Vorurteile gegenübergestellt wie »zu viel Eiweiß übersäuert und entkalkt die Knochen«. Dass diese Thesen längst wissenschaftlich entkräftet bzw. widerlegt sind, spielt im Internetzeitalter kaum mehr eine Rolle. Komplizierte und differenzierte Zusammenhänge sind im World Wide Web viel schwieriger zu verbreiten als einfache, plausibel anmutende Thesen, vor allem, wenn sie eine Drohkulisse aufbauen.

Der vorliegende Eiweiß-Guide möchte einerseits einen kurzen, aber aktuellen Überblick über die gesundheitliche Bedeutung von Eiweiß bzw. von Aminosäuren geben. Darüber hinaus soll er als Nachschlagewerk zum Eiweißgehalt von Nahrungsmitteln dienen und über die adäquate Versorgung mit wichtigen Aminosäuren aufklären. Wir kommen damit unzähligen, nach den Veröffentlichungen des kohlenhydratorientierten LOGI-Guides und des Fett-Guides anflutenden Anfragen für ein vergleichbares Eiweiß-Nachschlagewerk nach und hoffen, damit einen wertvollen Beratungsbeitrag leisten zu können.

München im April 2014

Prof. Dr. Nicolai Worm

Wir brauchen Eiweiß

Eiweiß, auch Protein genannt, ist unentbehrlich für unseren Organismus. Ohne diesen Nährstoff könnten wir nicht existieren. In unserem Körper befindet sich zehn bis zwölf Kilogramm Proteinmasse, davon sind 60 Prozent in der Muskulatur gespeichert. Das Grundgerüst der Proteine besteht aus einzelnen Aminosäuren. 20 Aminosäuren benötigt unser Organismus, um daraus alle notwendigen Proteine zu basteln. Auf diese Weise werden im menschlichen Körper schätzungsweise über 50.000 unterschiedliche Proteine hergestellt, die dann als Bausteine für Zellen, Muskeln, Knochen, Haare, Haut, Nägel etc. verwendet werden. Aminosäuren werden Tag und Nacht für den Aufbau, den Umbau und die Regeneration von Körperstrukturen eingesetzt. Sie sind zudem Bestandteile von Enzymen, Hormonen und Transportern. Als Zündstoffe und Informationsvermittler sind sie außerdem an zahlreichen Stoffwechselprozessen beteiligt und bilden darüber hinaus die Grundlage unserer Immunabwehr. Bestimmte Aminosäuren können bei Nahrungsknappheit in der Leber sogar zu Traubenzucker umgewandelt werden und so als Energielieferant dienen. Etwa 300 Gramm Körperprotein baut ein erwachsener Mensch pro Tag auf und ab.

> **Eiweiß – der besondere Nährstoff: Aus Kohlenhydraten kann unser Körper Fett herstellen, aus Eiweiß baut er Kohlenhydrate (Glukose), aber Eiweiß lässt sich durch nichts ersetzen!**
>
> **— E. Kofranyi**

WIR BRAUCHEN EIWEISS

Eiweißmangel ist tödlich

Wenn man sich das Aufgabenspektrum von Proteinen ansieht, kann man sich vorstellen, welch gravierende Konsequenzen mit einem Mangel dieses Nährstoffs verbunden sind. Wir brauchen nur ein Blick in die Dritte Welt zu werfen, um zu verstehen, wie dramatisch sich ein Eiweißmangel auswirkt. Die typischen Hungerbäuche bei Kindern entstehen durch Ödembildung, denn ein Mangel an Eiweiß führt zu einer vermehrten Wassereinlagerung. Zwar sind wir hierzulande von einem Eiweißmangel derartigen Ausmaßes nicht betroffen, dennoch kann eine Zufuhr unterhalb des Bedarfsminimums oder eine fehlende Anpassung in Zeiten höheren Proteinbedarfs den reibungslosen Ablauf unserer Körperfunktionen stören, was sich als Erstes in Form von Haarausfall, spröden Nägeln, schlaffen Muskeln, Depressionen, neuralen Störungen, brüchigen Knochen, Immunschwäche, Wachstumsstörungen etc. auswirken kann. Auf Dauer ist Eiweißmangel tödlich.

Wer braucht wie viel Eiweiß?

Ein Leben ohne Eiweiß hieße, dass wir uns allmählich selbst »auffressen« würden, um so den Proteinmangel auszugleichen. Als Erstes geht es dabei den Muskeln an den Kragen, da Enzyme und Hormone für das Überleben wichtiger sind. Reicht das Futter längerfristig nicht aus, werden auch andere Eiweißstrukturen wie Immunzellen, Enzyme etc. im Körper angezapft. Die ausreichende Zufuhr von Eiweiß über die Nahrung ist somit lebensnotwendig. Aber wie viel ist ausreichend? Und ist ausreichend genug?

Ermittlung des Proteinbedarfs

Zur Ermittlung des Proteinbedarfs wird als »Goldstandard« die Stickstoffbilanzmethode herangezogen. Proteine unterliegen einem ständigen Auf- und Abbau. Bei ihrem Abbau im Dünndarm werden sie in ihre einzelnen Bausteine, die Aminosäuren, zerlegt. In dieser Form gelangen sie durch die Darmwand ins Kreislaufsystem und mit dem Blut zu den verschiedenen Geweben. Aminosäuren enthalten alle Stickstoff, der bei ihrer Verwertung herausgelöst und zum größten Teil von der Niere aus dem Blut gefiltert und über den Urin in Form von Harnstoff ausgeschieden wird. Zur Ermittlung der Stickstoffbilanz wird die ausgeschiedene Menge Stickstoff von der Stickstoffmenge, die über die Nahrung zugeführt wurde, abgezogen. Ist die Stickstoffbilanz negativ, so ist dies ein Hinweis dafür, dass der Körper die eigenen Eiweißreserven anzapft. Fällt die Bilanz positiv aus, spricht dies für einen vermehrten Aufbau von Körpergewebe. Der notwendige Proteinbedarf ergibt sich aus der Eiweißmenge, die eine ausgeglichene Stickstoffbilanz, also einen Wert von 0, erzeugt.

Der von Wissenschaftlern derart ermittelte Proteinbedarf liegt bei 0,6 g Eiweiß/kg Körpergewicht. Und damit man auch wirklich »safe« ist, kommt dazu noch der Sicherheitszuschlag und man landet dann bei einer Empfehlung von 0,8 g Eiweiß/kg Körpergewicht pro Tag.

Das sind für einen 80 Kilogramm schweren Mann 64 Gramm und für eine 60 Kilogramm schwere Frau 48 Gramm Eiweiß pro Tag. Diese Eiweißmenge soll den Tagesbedarf von Erwachsenen, Senioren und Sportlern gleichermaßen decken. Bei Kindern, Schwangeren und Stillenden liegt die tägliche Eiweißzufuhrempfehlung sogar noch etwas höher.

Die Stickstoffbilanzmethode zur Ermittlung des Proteinbedarfs steht schon seit Jahren in der Kritik. Zu ungenau sind die Ergebnisse. Neuere Methoden, die mit radioaktiv markierten Indikatoraminosäuren arbeiten, bringen Proteinbedarfszahlen ans Licht, die mit 0,9 bis 1,2 g Eiweiß/kg Körpergewicht bis zu 40 Prozent über den aktuellen Zufuhrempfehlungen liegen. Es wird allerdings noch eine Weile dauern, bis sich solche modernen Bestimmungsmethoden durchsetzen und eine Korrektur der offiziellen Eiweißzufuhrempfehlung gelingen wird.

Ist bedarfsdeckend genug?

Ob eine bedarfsdeckende Eiweißzufuhr aber zugleich auch die »optimale« für alle ist und das Beste für die Gesundheit rausholt, ist infrage zu stellen. Bei anderen Nährstoffen wird der reine »Bedarf« auch nicht gleichgesetzt mit »Optimum« – wie bei essenziellen Fettsäuren, deren Bedarf nur bei wenigen Gramm liegt, oder bei Kohlenhydraten, für die es gar keinen Bedarf gibt. Viele Studien an unterschiedlichen Zielgruppen belegen, dass ein Plus an Eiweiß auch ein Plus für die Gesundheit und ein Plus für die Fitness bedeutet.

Ältere Menschen brauchen mehr Eiweiß

Aktuelle Studien zeigen, dass ältere Menschen ab 65 Jahre mehr Eiweiß benötigen als jüngere. Im Alter nimmt die Eiweißverdauung und damit auch die Eiweißverfügbarkeit ab. Außerdem kommt es zu Veränderungen im Proteinstoffwechsel. Der Aufbau von Eiweißstrukturen geht langsamer vonstatten, dafür entsteht ein Überhang an altersbedingten katabolen Prozessen, wie dem Muskelabbau. Damit das Immunsystem diese Veränderungen kompensieren und der Abbau des Muskelgewebes gebremst werden kann, empfiehlt sich bei Senioren die Eiweißzufuhr auf 1,0 bis 1,2 g/kg Körpergewicht anzuheben. Bei chronischen Erkrankungen darf es noch etwas mehr sein, und bis zu 1,5 g Eiweiß/kg Körpergewicht sind dann, mit Ausnahme von älteren Personen mit schweren Nierenleiden, optimal.

Doppelt so viel Eiweiß für Sportler

Bei intensivem Ausdauertraining werden vermehrt Aminosäuren zur Energiegewinnung herangezogen, was bei unzureichender Eiweißzufuhr zu einem Muskelabbau führen würde. Beim Krafttraining wird das Eiweiß zum vermehrten Aufbau, aber auch zur Reparatur und Erneuerung von Muskelgewebe gebraucht. Somit profitieren sowohl Ausdauer- als auch Kraftsportler von der Extraportion Eiweiß. Um eine positive Proteinbilanz aufrechtzuerhalten, sollten Ausdauersportler 1,2 bis 1,4 g Eiweiß/kg Körpergewicht aufnehmen. Für Kraftsportler, die ordentlich Eisen stemmen wollen, ist mit 1,7 bis 1,8 g Eiweiß/kg Körpergewicht sogar noch ein bisschen mehr drin.

Mit mehr Eiweiß gegen Hüftspeck

Diätstudien haben gezeigt, dass eine Erhöhung der Eiweißzufuhr von 0,8 auf 1,2 g/kg Körpergewicht die Körperzusammensetzung beim Abnehmen positiv beeinflusst, indem mehr Hüftspeck abgebaut wird und mehr wertvolle Muskelmasse erhalten bleibt (mehr Seite 59). Außerdem stärkt Eiweiß die Immunabwehr beim Abnehmen.

Mit Eiweiß schneller genesen

Ob harmloser Infekt, chronische Erkrankung oder nach Verbrennungen und Operationen – wenn das Immunsystem auf Hochtouren läuft, um Viren und Bakterien abzuwehren, braucht es dringend mehr Eiweiß, um die Produktion von Immunzellen und weißen Blutkörperchen zu beschleunigen und die Bildung von Körpergewebe für eine schnellere Wundheilung zu erhöhen. Ist nicht genügend Nahrungseiweiß vorhanden, holt sich der Organismus die benötigten Proteine aus den Muskeln. Kein Wunder also, dass man sich im Krankheitsfall schwach und abgeschlagen fühlt. Der Eiweißbedarf richtet sich nach dem Schweregrad der Erkrankung und kann bis zu 2,5 g/kg Körpergewicht betragen.

Gibt es ein »Zuviel« an Eiweiß?

Eine Verdopplung der Eiweißzufuhr hat keine Nebenwirkungen. Die Europäische Behörde für Lebensmittelsicherheit (efsa) erklärt, dass selbst eine Zufuhr, die drei- bis vierfach über der Empfehlung liegt, sicher ist, solange es sich um gesunde Erwachsene handelt. Bis zu 250 Gramm Eiweiß pro Tag (oder einen bis zu 40-prozentigen Eiweißanteil in der eukalorischen Kost) kann ein gesunder schlanker Mensch störungsfrei bewältigen. Das heißt, die Nieren können den anflutenden Stickstoff in Form von Harnstoff umwandeln und ausscheiden. Allerdings sollte bei einer hohen Eiweißzufuhr auch die Flüssigkeitsaufnahme gesteigert werden, um den Harnstoff einfacher entsorgen zu können. Nebenwirkungen wurden vereinzelt erst ab einem Eiweißanteil ab 45 Prozent der Gesamtkalorienzufuhr beobachtet (mehr Seite 76). Wer also über das Ziel hinausschießt, wird erleben, dass sich der Körper gegen zu viel Eiweiß wehrt: Es kommt zu unangenehmen Nebenwirkungen wie Schwindel, Kopfsausen, Durchfall, plötzlichem rapidem Gewichtsverlust und anderen Symptomen. Da vergeht einem folglich der Appetit, was wiederum automatisch zur Einschränkung der Eiweißzufuhr führt.

WIR BRAUCHEN EIWEISS

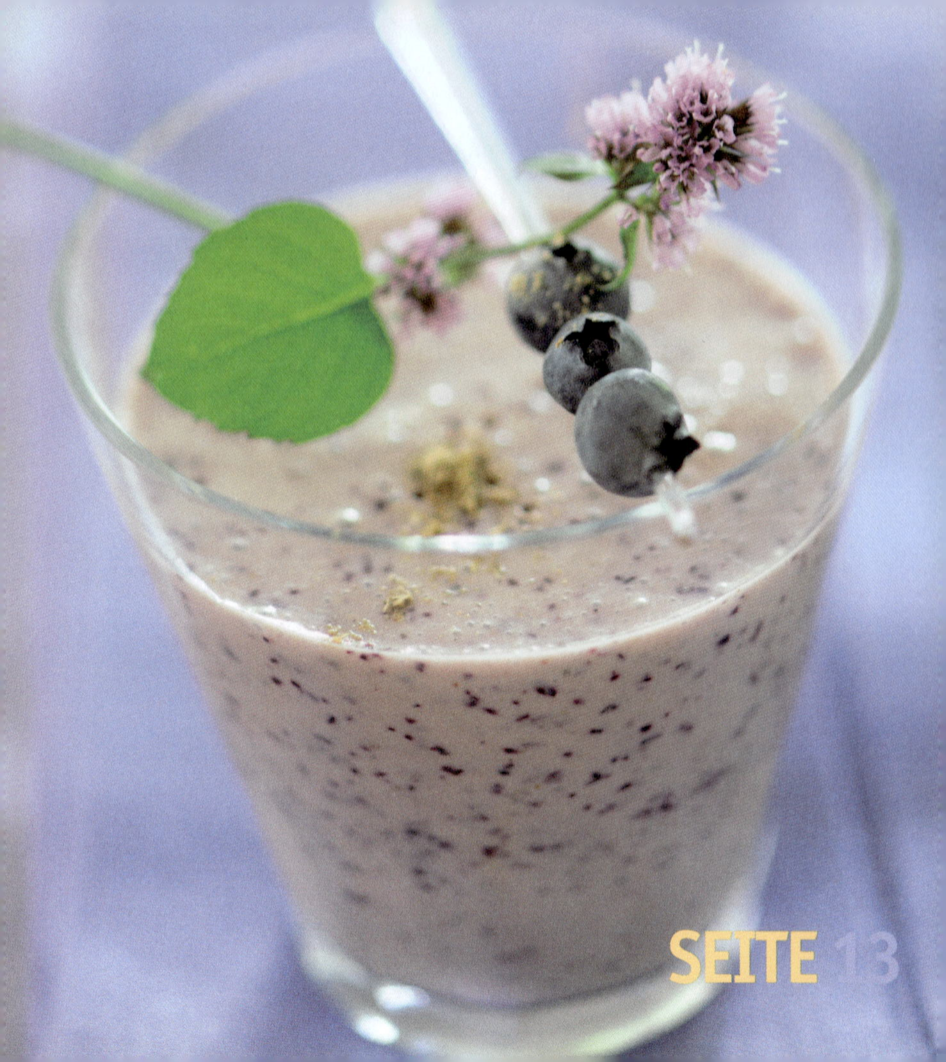
SEITE 13

Die (offiziellen) Eiweißempfehlungen im Überblick

Zielgruppe	Anmerkung	Empfohlene Eiweißzufuhr in g/kg Körpergewicht
Säuglinge (0 bis unter 1 Monat)		2,7
Säuglinge (1 bis unter 2 Monate)		2,1
Säuglinge (2 bis unter 4 Monate)		1,5
Säuglinge (4 bis unter 6 Monate)		1,3
Säuglinge (6 bis unter 12 Monate)		1,1
Kinder (1 bis unter 4 Jahre)		1,0
Kinder (4 bis 15 Jahre)		0,9
Jugendliche	gesund, überwiegend inaktiv	0,8–0,9
Erwachsene	gesund, überwiegend inaktiv	0,8 (nach DGE) 0,9–1,2 (nach moderneren Bestimmungsmethoden)*
Erwachsene	gesund, im Rahmen einer negativen Energiebilanz (z. B. Diät)	1,2*
Ältere Menschen (ab 65 Jahre)	gesunde Senioren, die sich moderat körperlich bewegen	1–1,2*
Ältere Menschen (ab 65 Jahre)	chronisch kranke Senioren	1,5*
Ältere Menschen (ab 65 Jahre)	Senioren mit Nierenerkrankung	0,8

WIR BRAUCHEN EIWEISS

Zielgruppe	Anmerkung	Empfohlene Eiweißzufuhr in g/kg Körpergewicht
Sportler	Kraftsportler Ausdauersportler	1,7–1,8* 1,2–1,4*
Schwangere	ab 4. Monat	Zusätzliche Zulage von 10 g pro Tag erforderlich
Stillende		Zusätzliche Zulage von 15 g pro Tag erforderlich
Bei Krankheit und Genesung	je nach Schweregrad der Erkrankung	1,5–2,5*

* Ermittelt aus verschiedenen Quellen; alle anderen Referenzen stammen aus den D-A-CH-referenzierten für die Nährstoffzufuhr, 2013.

Eiweißqualität

Um proteinreiche Strukturen wie Muskeln, Enzyme, Kollagen oder Hormone bilden zu können, brauchen wir, wie bereits erwähnt, 20 Aminosäuren als Bausteine (siehe Tabelle ab Seite 24). Neun sind »unentbehrlich«, das heißt, wir müssen sie mit der Nahrung zuführen, weil wir sie nicht selbst herstellen können. Die restlichen Aminosäuren bekommt unser Organismus selbst »gebacken«. Infolgedessen müssen wir sie auch nicht »outsourcen«, und das macht sie in der Nahrung entbehrlich. Einige dieser entbehrlichen Aminosäuren, wie zum Beispiel Arginin, können in bestimmten Phasen wie Krankheit, Wachstum oder intensivem Sport aber doch zur Mangelware werden. Daraus folgt: Unter gewissen Bedingungen ist ihr Bedarf deutlich erhöht, und die Eigenproduktion reicht unter diesen Umständen nicht aus, um den Körper ausreichend mit der Aminosäure zu versorgen. Sie muss deshalb mit der Nahrung zugeführt werden und erhält dann den Status »bedingt entbehrlich«.

EIWEISS-GUIDE: EIWEISSQUALITÄT

Tierisches oder pflanzliches Eiweiß – wer hat die Nase vorn?

Wie gut die Qualität eines Eiweißes ist, hängt nicht nur von dessen Gehalt an unentbehrlichen Aminosäuren, sondern auch von dessen Verarbeitungsgrad und Verdaulichkeit ab. Grundsätzlich stecken sowohl in tierischen als auch in pflanzlichen Proteinen alle unentbehrlichen Aminosäuren. Das ist die wesentliche Voraussetzung dafür, dass überhaupt ein menschliches Protein gebildet werden kann. Denn würde nur eine einzige unentbehrliche Aminosäure fehlen oder in zu geringer Menge vorliegen, könnte daraus niemals ein Körpereiweiß aufgebaut werden. Tierisches Eiweiß ist prinzipiell »vollkommener« als pflanzliches, da das Mengenverhältnis der unentbehrlichen Aminosäuren näher dem des menschlichen Proteins ist. Mit anderen Worten: Eine Schweinelende gleicht eher unserem menschlichen Aminosäureprofil als eine Erbse. Folglich baut der Körper sein Körpereiweiß effizienter aus Fleischeiweiß auf.

Tierisches Eiweiß – gute Qualität, schlechtes Image

Trotz optimaler Proteinqualität hat tierisches Eiweiß ein schlechtes Image. Wer viel Tierisches isst, nimmt zwar hochwertiges Eiweiß auf, aber über Fleisch und Eier auch reichlich gesättigte Fettsäuren und Cholesterin. Diese fördern angeblich das Risiko für Herz- und Hirninfarkt. Obwohl dieser Zusammenhang längst mehrfach widerlegt wurde und in die Schublade der Ernährungsmärchen gehört, halten manche Experten und Fachgesellschaften weltweit an dieser Hypothese fest.

Weiterhin enthalten tierische Proteine schwefelhaltige Aminosäuren wie Methionin und Cystein. Diese wirken im Körper säurebildend. Die damit verbundene Säurebelastung wird mit Osteoporose, Nierenerkrankungen, Gicht und anderen Erkrankungen in Verbindung gebracht. Welche Mythen sich dahinter verbergen, erfahren Sie auf Seite 75.

Pflanzliche Eiweiße sind schneller am Limit

Das Aminosäureprofil von pflanzlichen Proteinen weicht, bis auf das von Soja- und Kartoffelprotein, teilweise erheblich vom menschlichen Körpereiweiß ab. Beispielsweise kommt die Aminosäure Lysin in Getreidesorten wie Reis, Weizen und Mais nur in sehr geringen Mengen vor, weshalb die Bildung von Körperprotein aus Getreide daher auch schnell ihr Limit erreicht. Selbst wenn im Getreideprotein die anderen Aminosäuren reichlich vorkommen, wird trotzdem nur so viel Körpereiweiß gebildet, bis das Lysin, als limitierende Aminosäure, aufgebraucht ist.

Auf Partnersuche gehen

Ein pflanzliches Protein kann jedoch aufgewertet werden, indem es den richtigen Partner bekommt. Das bedeutet, wenn bei einem Protein eine bestimmte Aminosäure Mangelware ist, dann können Sie es mit einem anderen Protein kombinieren, das genau diese Aminosäure im Überschuss besitzt (siehe biologische Wertigkeit Seite 20). Kurzum: Solange Sie sich ausgewogen ernähren, können Sie auch mit pflanzlichem Eiweiß ziemlich gute Erfolge hinsichtlich Eiweißqualität und Körperproteinbildung erzielen. Pflanzenproteine stecken zudem in Lebensmitteln, die reich an Ballaststoffen und sekundären Pflanzenstoffen sind. Mit deren Verzehr leisten Sie damit über den Proteinanteil hinaus auch einen wertvollen Beitrag zu Ihrer gesunden Ernährung.

Achtung Fast Food!

Das scharfe Anbraten, Frittieren oder Grillen von eiweißreichen Lebensmitteln wie Fleisch, Fisch oder Tofu ist nicht nur für die Entstehung einer leckeren braunen Kruste, sondern auch für die Entfaltung eines appetitanregenden Aromas verantwortlich. Genau genommen handelt es sich hierbei um die Verzuckerung von Proteinen, das Eiweiß »karamellisiert«. Vielleicht ist Ihnen dieses Phänomen auch noch als »Maillard-Reaktion« aus dem Chemieunterricht bekannt. »Karamellisierte Eiweiße« können nicht besonders gut verdaut werden, mit der Folge, dass ein Teil des hochwertigen Eiweißes in Form von Stickstoff beim nächsten größeren Toilettengang einfach verloren geht. Reichlich enthalten sind diese schwer verdaulichen Eiweiße in Fast Food wie Burgern, Hähnchen-Nuggets oder Fischstäbchen. Vor allem Jugendliche, die ohnehin einen höheren Eiweißbedarf haben, sollten deshalb vermehrt darauf achten, ihren Fast-Food-Konsum zu reduzieren.

Biologische Wertigkeit (BW)

Zur Bewertung der Eiweißqualität gibt es verschiedene Modelle. Das bekannteste davon ist die Biologische Wertigkeit (BW). Sie gibt an, wie effizient Ihr Organismus aus dem eiweißreichen Rumpsteak auf Ihrem Teller körpereigenes Protein wie zum Beispiel Muskeln oder Immunzellen bilden kann. Das gelingt umso besser, je mehr das Nahrungsprotein Ihrem Körperprotein ähnelt.

Für die Ermittlung der BW brauchte man ein Referenzlebensmittel und hatte sich in diesem Fall auf das Hühnerei (Vollei) geeinigt, für das willkürlich der Wert 100 vergeben wurde. Dieser bedeutet aber nicht, wie fälschlicherweise häufig zu lesen ist, dass aus 100 Gramm Eieiweiß nun auch 100 Gramm Körpereiweiß gebildet werden kann. Das Ei wurde deshalb als Referenz ernannt, weil man es früher für die hochwertigste Eiweißquelle hielt. Mittlerweile hat sich das Molkenprotein jedoch als noch hochwertiger herausgestellt und bekam daher den BW-Wert 104. Aber nun zurück zum Ei. Mit ihm müssen sich fortan alle Testlebensmittel in ihrer Proteinbildungsleistung messen. Die Milch hat eine BW von 88, was bedeutet, dass die Effizienz, daraus Körpereiweiß zu bilden, verglichen mit Ei zwölf Prozent geringer ist.

EIWEISS-GUIDE: EIWEISSQUALITÄT

Wichtig ist die BW insbesondere auch für Vegetarier, die ihre zugeführten Eiweiße in Sachen Qualität durch die richtige Partnerauswahl aufpeppen wollen. So besitzt eine Mahlzeit, die das Eiweiß in einem Mischungsverhältnis von 36 Prozent Eiprotein und 64 Prozent Kartoffelprotein enthält, mit 136 sogar die höchste bekannte BW. Aber auch Bohnen und Mais oder Milch und Getreide werten sich gegenseitig sehr weit auf.

Lebensmittel	BW
Molke	104
Vollei	100
Rindfleisch	92
Thunfisch	92
Kuhmilch	88
Soja	85
Käse	84
Reis	81
Kartoffel	76–98
Bohnen	72
Mais	71
Weizen	57

Vegetarisches Eiweiß aufpeppen	BW
36 % Ei + 64 % Kartoffeln	136
75 % Milch + 25 % Weizenmehl	125
51 % Milch + 49 % Kartoffeln	114
52 % Bohnen und 48 % Mais	101

Eine weitere, anerkanntere Methode zur Beurteilung der Eiweißqualität ist die PDCAAS*. Ähnlich wie bei der BW-Methode schneiden tierische Produkte in punkto Eiweißqualität besser ab als pflanzliche. Davon ausgenommen ist jedoch das Sojaprotein, welches nach dieser Messmethode einen besseren Wert einfährt als Rindfleisch.

Lebensmittel	PDCAAS
Milch, Molke, Ei, Soja	1
Fleisch	0,9
Bohnen	0,7
Kartoffeln	0,6
Weizen	0,4

(*Protein Digestibility Corrected Amino Acid Score)

EIWEISS-GUIDE: EIWEISSQUALITÄT

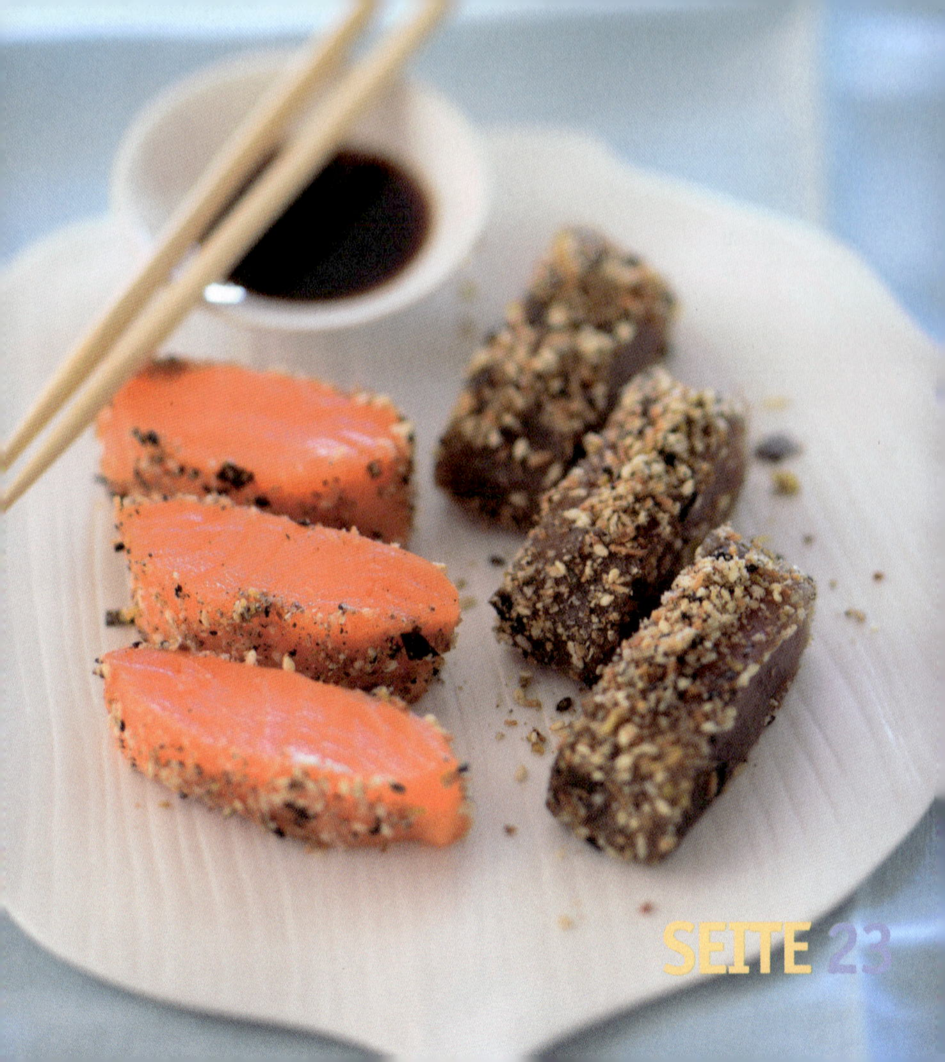

SEITE 23

Kleines Aminosäuren-ABC

1. UNENTBEHRLICHE AMINOSÄUREN

Aminosäuren	Bedarf in mg/Tag	Lebensmittel (Beispiele)	Wirkungen
Histidin	14	Chester Thunfisch Sojabohnen	▪ verbessert die Sauerstoffversorgung aller Organe und Gewebe ▪ kann Schwermetalle binden und entgiften ▪ kann Allergien abmildern ▪ kann sich positiv bei Arthritis auswirken
Isoleucin*	19	Parmesan Camembert Wildfleisch	▪ muskelaufbauend ▪ Energielieferant für Muskelzellen ▪ fördert die Insulinausschüttung
Leucin*	40	Magerquark Rindfleisch Lachs	▪ stimuliert den Muskelaufbau ▪ hemmt den Muskelabbau ▪ fördert die Fettverbrennung ▪ Energielieferant für Muskelzellen ▪ fördert die Insulinausschüttung
Lysin	38	Linsen Erbsen Makrele	▪ wirkt bei Stress und gegen Ängste ▪ schützt vor Arteriosklerose ▪ wirkt gefäßreinigend bei bestehender Arteriosklerose ▪ wirksam gegen Herpes simplex
Methionin	19	Paranüsse Rindfleisch Wildfleisch	▪ senkt das Brustkrebsrisiko ▪ gegen Blasenentzündung ▪ für einen gesunden Leberstoffwechsel (wirkt einer Leberverfettung entgegen)

EIWEISS-GUIDE: AMINOSÄUREN-ABC

Aminosäuren	Bedarf in mg/Tag	Lebensmittel (Beispiele)	Wirkungen
Phenylalanin	33	Mandeln Sonnenblumenkerne Kalbfleisch	▪ stimmungsaufhellend ▪ schmerzlindernd ▪ verbessert die geistige Leistungsfähigkeit ▪ appetithemmend ▪ verstärkt den Bräunungsprozess der Haut durch Erhöhung der Melaninproduktion
Threonin	20	Gans Tiroler Wurst Thunfisch	▪ immunstärkend ▪ entkrampfend (bei Spasmen) ▪ Energiegewinnung
Tryptophan	4	Gute Tryptophanverfügbarkeit: Kürbiskerne Cashewnüsse Tofu, Süßmolke Bananen	▪ stimmungsaufhellend (fördert Serotoninbildung) ▪ gegen Schlaflosigkeit und Einschlafstörungen ▪ appetithemmend
Valin*	24	Limburger Schweinefleisch Kürbiskerne	▪ muskelaufbauend ▪ Energielieferant für Muskelzellen ▪ fördert die Insulinausschüttung

* Diese Aminosäuren gehören zu den verzweigtkettigen Aminosäuren, auch Branched Chain Amino Acids (BCAA) genannt.

2. ENTBEHRLICHE AMINOSÄUREN

Aminosäure	Lebensmittel	Wirkung
Alanin	Pinienkerne Bückling Garnelen	▪ blutzuckerstabilisierend ▪ leistungssteigernd im Sport ▪ mögliche positive Wirkung bei Prostatabeschwerden
Arginin*	Erdnüsse Kürbiskerne Pinienkerne	▪ stärkt das Immunsystem ▪ senkt den Blutdruck ▪ verbessert die Fließeigenschaft des Blutes ▪ senkt den Cholesterinspiegel ▪ wirkt bei chronischer Blasenentzündung ▪ verbessert die Erektionsfähigkeit des Mannes ▪ verbessert die Insulinwirkung ▪ fördert die Fettverbrennung
Asparagin/ Asparaginsäure	Sesam Erdnüsse Roastbeef Spargel	▪ entgiftend ▪ harntreibend
Cystein*	Macadamianüsse Sonnenblumenkerne Sojaprodukte	▪ gegen oxidativen Stress ▪ zellschützend ▪ unterstützt die Schwermetallentgiftung ▪ blutzuckerregulierend
Glutamin* Glutaminsäure	Lamm Emmentaler Magerquark	▪ starke immunstärkende Wirkung ▪ wirkt über die Bildung von Glutathion zellschützend ▪ stabilisiert den Blutzucker ▪ schützt die Darmschleimhaut und fördert die Funktion der Darmbarriere ▪ reguliert den Säure-Basen-Haushalt ▪ kann einer Leberverfettung vorbeugen

Aminosäure	Lebensmittel	Wirkung
Glycin	Leinsamen Kürbiskerne Schweinefleisch	▪ zellschützend ▪ immunstabilisierend ▪ entzündungshemmend ▪ verbessert die Schlafqualität ▪ hautstraffend ▪ blutverdünnend
Prolin	Gouda Roggen Weizen	▪ schützt vor Arteriosklerose ▪ wirkt gefäßreinigend bei bestehender Arteriosklerose ▪ wichtig für das Bindegewebe
Serin	Erdnüsse Feta Tilsiter	▪ verbessert die Gedächtnisleistung und die körperliche Leistungsfähigkeit ▪ wichtig für die Funktion des Nervensystems
Tyrosin*	Greyerzer Edamer Sojabohnen	▪ konzentrationsfördernd ▪ Steigerung der mentalen Leistungsfähigkeit ▪ stimmungsaufhellend

* Diese entbehrlichen Aminosäuren können unter bestimmten Umständen, z. B. wenn der Bedarf durch Krankheit enorm ansteigt, Mangelware werden. Die Zufuhr mit der Nahrung ist dann zwingend notwendig, weil die Eigenproduktion nicht mehr ausreicht. Man bezeichnet sie deshalb auch als »bedingt entbehrliche Aminosäuren«.

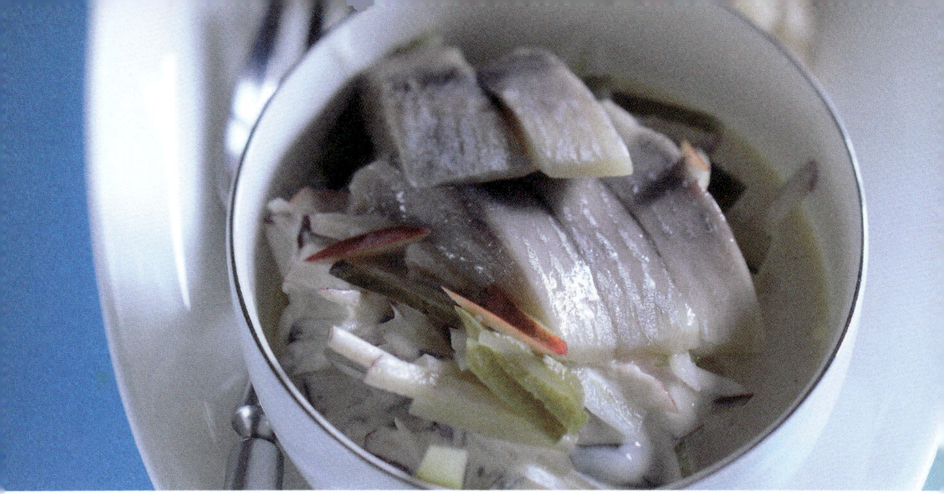

Aminosäurenporträts

Aminosäuren sind kleine Superstars in unserem Körper. Jede Aminosäure erfüllt für sich oder im Verbund lebenswichtige Aufgaben. Von den 20 Aminosäuren sind Arginin, Glutamin, Leucin und Tryptophan besonders gut erforscht, weshalb wir Ihnen diese vier im Folgenden näher vorstellen wollen.

EIWEISS-GUIDE: AMINOSÄURENPORTRÄTS

1. Arginin: Allrounder

Arginin ist eine bedingt entbehrliche Aminosäure, das heißt, unser Körper kann sie in bestimmten Lebenssituationen, wenn sie z. B. durch Verletzungen, intensives Training, Stress oder in der Wachstumsphase zur Mangelware wird, nicht selbst in adäquater Menge bilden. Gesunde erwachsene Menschen können Arginin dagegen selbst in ausreichender Menge herstellen. Mit der Nahrung (Fleisch, Fisch, Nüsse) nehmen wir täglich etwa 5 Gramm Arginin auf. In Form von Nahrungsergänzungen werden Dosierungsempfehlungen zwischen 5 Gramm und 15 Gramm pro Tag gegeben. Arginin ist ein Allrounder in Sachen Gesundheit, weshalb die Aminosäure ein heiß begehrtes Forschungsobjekt ist.

Anti-Aging-Kur für Gefäße

Aus Arginin stellt der Körper Stickstoffmonoxid (NO) her. Dieser Botenstoff erweitert die Blutgefäße, was die Durchblutung fördert und den Blutdruck effektiv senkt. Weiterhin wirkt Arginin der Gefäßverkalkung entgegen, senkt den Cholesterinspiegel, beugt damit Arteriosklerose vor und fördert somit die Herzgesundheit.

Mehr Potenz(ial)

Die gefäßerweiternde Wirkung von Arginin wirkt sich auch positiv auf die Manneskraft aus. Der Schwellkörper des Penis wird dadurch besser durchblutet, wodurch er gute Chancen hat, sich bei Bedarf bzw. bei sexueller Erregung »wieder« aufzurichten.

Es gibt außerdem Hinweise darauf, dass eine höhere Argininzufuhr bei der Fortpflanzung behilflich sein kann, indem sie die Fruchtbarkeit des Mannes durch die Steigerung der Spermienanzahl und -beweglichkeit fördert.

Zucker im Griff

In einigen Studien konnte durch die Gabe von Arginin eine deutliche Senkung des Insulinbedarfs bei Typ-2-Diabetikern gezeigt werden. Arginin bewirkt, dass die Zellen über die Bildung von NO wieder sensibler auf Insulin reagieren, wodurch der Zucker aus dem Blut nun wiederum effektiver verwertet werden kann. Arginin trägt somit zur Verbesserung des Blutzuckerprofils bei.

Vielversprechender Einsatz in Sachen Übergewicht

Verschiedene Studien an Tieren und am Menschen geben Grund zur Hoffnung, dass sich Arginin als effektive »Fett-Weg-Waffe« herauskristallisieren könnte. Um die Wirkung von Arginin zu testen, bekamen übergewichtige diabetische Frauen zusätzlich zu ihrer Diät Arginin oder ein Plazebo. Die Argininguppe konnte nicht nur mehr Fett abschmelzen, und das vor allem am Bauch, sondern zugleich auch mehr Muskelmasse erhalten. Arginin scheint Einfluss auf die Bildung der Fettverbrennungsöfen der Zellen, die sogenannten Mitochondrien, zu nehmen und damit die Fettverbrennung zu fördern und umgekehrt die Fettspeicherung zu mindern. Möglicherweise ist Arginin sogar an der Aktivierung des braunen Fettgewebes beteiligt, welches beim erwachsenen Menschen nur noch in geringen Mengen vorhanden ist. Anders als »träges« weißes Fettgewebe, das besonders am Bauch und an den Hüften klebt, ist braunes Fett allein dafür zuständig, Energie zur Wärmebildung zu verheizen und kann somit als eine Art »Energieverschleuderer« beim Abspecken helfen.

Arginin kann noch mehr

Die positiven Effekte von Arginin reichen noch weiter: Die Aminosäure kann bei Vergesslichkeit, Blasenentzündung, als Immunbooster oder zur Regeneration nach schweren Erkrankungen und Verletzungen sowie bei der Wundheilung einen positiven Beitrag leisten.

Muskelzauberwaffe?

Zum Aufbau von dicken prallen Muskeln, zur Steigerung der Muskelpumps und zur Verbesserung der Leistungsfähigkeit – mit diesen und anderen »Talenten« wird Arginin in der Fitnessbranche beworben. Die Datenlage dazu ist aber eher schlecht und Studienergebnisse sind sehr widersprüchlich, sodass die postulierten Effekte weiterer Forschung bedürfen. Viel interessanter könnte für Sportler dagegen die immunstimulierende Wirkung von Arginin sein, mittels derer es die körpereigene Abwehr in Situationen von erhöhter Infektanfälligkeit, wie es z. B. bei intensivem Training der Fall ist, unterstützt.

2. Glutamin: Immunbooster

Glutamin ist die am häufigsten vorkommende Aminosäure in unserem Körper. Sie wird überwiegend in der Muskulatur aus anderen Aminosäuren gebildet und zählt deshalb, zumindest bei gesunden Menschen, die nicht unter Stoffwechselstress stehen, zu den entbehrlichen Aminosäuren. In der Nahrung ist Glutamin in Fleisch, Käse oder Quark zu finden. Die täglich mit der Nahrung aufgenommene Glutaminmenge liegt bei schätzungsweise drei bis sechs Gramm.

Glutamin peppt das Immunsystem auf

Das Immunsystem ist auf eine ausreichende Zufuhr von Eiweiß angewiesen. Als Immunbooster schützt es gesunde Zellen vor schädlichen Stoffen. Gerade bei chronischen Entzündungen, Virusinfektionen, nach Operationen und Verletzungen steigt der Proteinbedarf an, weil der Körper Muskelmasse abbaut, um das darin gespeicherte Glutamin zur Immunabwehr herauszulösen. Ist genug Glutamin vorhanden, können sich Immunzellen wie Lymphozyten, die ihre Energie primär aus dieser Aminosäure beziehen, rasch vermehren und erneuern, um auf diese Weise für den Angriff gegen Bakterien und Viren gewappnet zu sein. Meistens sind die Glutaminspeicher im Krankheitszustand folglich recht schnell erschöpft, sodass eine Ergänzung über die Nahrung sinnvoll ist, um schneller wieder auf die Beine zu kommen.

Weiterhin ist Glutamin an der Bildung von Glutathion, einem starken Antioxidans, das Zellen vor schädlichen Stoffen schützt, beteiligt.

Glutamin verhindert Leck im Darm

Der Darm übernimmt nicht nur eine wichtige Rolle bei der Verdauung. Er muss auch darüber wachen, wer aus dem Darm ins Innere des Körpers übergehen darf und wer draußen bleiben muss. Ein Leck in der Darmbarriere führt zu einer erhöhten Durchlässigkeit für Bakterien, Viren, Allergene und Giftstoffe. Gelangen diese auf die andere Seite, können sie das Immunsystem schwächen und Entzündungen hervorrufen. Der Entwicklung von entzündlichen Darmerkrankungen wie Colitis ulcerosa oder Morbus Crohn sind somit Tür und Tor geöffnet.

Die Erhaltung einer funktionsfähigen Darmbarriere spielt deshalb eine wichtige Rolle für die Gesundheit. Damit dies gewährleistet ist, müssen die Zellen der Darmschleimhaut mit ausreichend Futter versorgt werden, damit sie sich schnell erneuern und vermehren können. Die Aminosäure Glutamin hat sich in Studien als gutes Darmschutzmittel erwiesen, da sie von den Darmzellen als bevorzugte Energiequelle herangezogen wird. Bei Kindern korreliert ein niedriger Glutaminlevel im Blut mit einer geschwächten Darmbarriere, Entzündungen und Durchfällen.

Glutamin wirkt aber nicht nur präventiv, sondern kann einer unerwünschten Durchlässigkeit der Darmbarriere, die durch schwere Erkrankungen, Operationen, Verbrennungen, Infektionen, Bestrahlung schwer beeinträchtigt ist, entgegenwirken und sie bei der Regeneration unterstützen. Dadurch kann sowohl die Infektionsrate als auch die Anzahl an Krankenhaustagen reduziert werden.

Schneller, stärker, besser und fitter mit Glutamin?

Glutamin ist seit einigen Jahren ziemlich populär in der Fitnessbranche. Leistungssteigerung, Muskelaufbau, schnellere Regeneration, Immunstimulation – mit solchen Versprechungen bewerben Hersteller ihre glutaminhaltigen Produkte. Wie viele dieser Effekte sind aber tatsächlich wissenschaftlich gesichert? Bisher fehlen Studien, die diese Effekte eindeutig belegen. Entweder sind die Ergebnisse sehr widersprüchlich, die Effekte sind nicht allein auf Glutamin zurückzuführen oder die Wirkung ist einfach zu schwach, um von der Supplementation tatsächlich zu profitieren.

Nachweislich kann durch die Gabe von Glutamin vor und nach dem Sport zwar die Konzentration dieser Aminosäure im Plasma konstant gehalten oder sogar erhöht werden. Das heißt aber nicht zwangsläufig, dass eine Supplementation zu einer verbesserten Immunreaktion und schnelleren Regeneration führt.

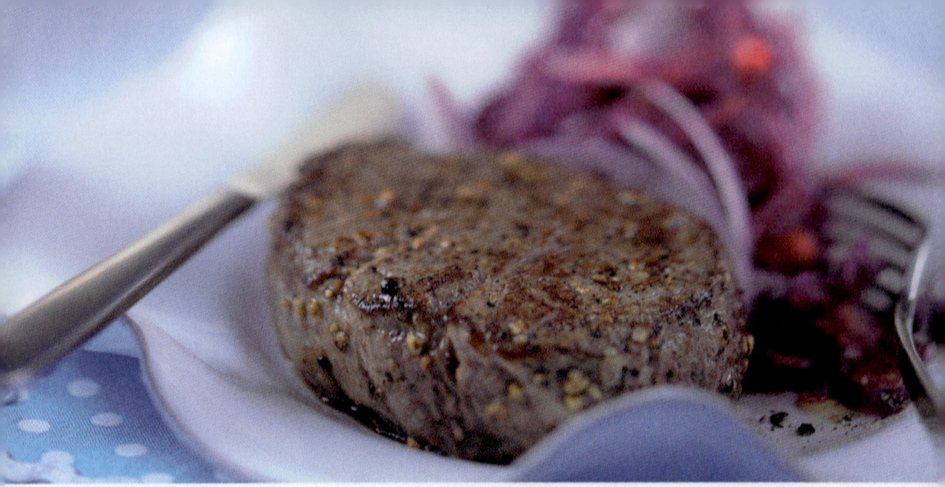

Möglicherweise wirkt Glutamin beim Wiederauffüllen der Glykogenspeicher ein ganz klein wenig unterstützend. Mehr ist jedoch aus wissenschaftlicher Sicht nicht nachgewiesen. Genauso wenig überzeugend sind die Effekte auf den Muskelaufbau sowie auf die Leistungssteigerung. Dennoch schwören viele Sportler auf Glutamin. Testen Sie es am besten selbst aus. Da die Aminosäure gut verträglich ist, kann eine tägliche Zufuhr von 5 bis 20 Gramm bei leistungsorientiertem Sport ohne Nebenwirkungen eingesetzt werden.

3. Leucin: Muskelaufbau und Fatburner

Leucin gehört zusammen mit Valin und Isoleucin zu den unentbehrlichen verzweigtkettigen Aminosäuren (Branched Chain Amino Acids = BCAAs). Eine herausragende Fähigkeit dieser Aminosäure ist ihre positive Wirkung im Muskelstoffwechsel. Weiterhin besitzt Leucin die Eigenschaft, die Fettverbrennung zu steigern, Entzündungsmarker zu senken, die Insulinwirkung zu verbessern und den Zuckerstoffwechsel zu regulieren.

Empfohlen werden 14 mg Leucin/kg Körpergewicht. Leucinreiche Lebensmittel sind Fleisch, Fisch, Meerestiere, Quark und Käse.

Muskelaufbau – Leucin und Krafttraining

Leucin ist der wirksamste Stimulator der Muskel-Eiweiß-Bildung nach dem Training.

Die Gabe von 2,5 Gramm Leucin (z. B. in 20 Gramm Eiweißpulver auf Molkenbasis) direkt nach dem Workout reicht aus, um die trainingsinduzierte Muskelbildung maximal anzuregen. Darüberhinaus hemmt Leucin den Muskelabbau, der durch das Krafttraining stimuliert wird. Neuere Forschungsergebnisse zeigen, dass Leucin im Muskel selbst verstoffwechselt werden kann und die dabei anfallenden Abbauprodukte genauso anabolisch (aufbauend) wirken wie Leucin selbst. Leucin kann somit indirekt als Muskelfutter betrachtet werden.

Effektiver Abspecken mit Leucin

In einer großen chinesisch-amerikanischen Beobachtungsstudie haben Forscher die Ernährung von 4.429 Männern und Frauen genauer unter die Lupe genommen. Dabei fanden sie heraus, dass Personen mit dem höchsten Leucinkonsum am wenigsten Gewicht auf die Waage brachten. Dass Leucin die Gewichtsabnahme unterstützt, ist schon mehrfach in kontrollierten Studien gezeigt worden. Die dahintersteckenden Mechanismen basieren auf einer gesteigerten Fettverbrennungsrate und einem effektiven Muskelschutz:

1. Leucin: Turbofatburner

Mit Leucin bekommt jeder »sein Fett weg«, denn diese Aminosäure schafft es, die Energieverteilung zwischen Fett- und Muskelzelle zu verändern, indem sie die Fettverbrennung in der Muskulatur erhöht und die Fettspeicherung in der Fettzelle blockiert. Noch größer sind die Effekte, wenn Leucin zusammen mit Vitamin B_6 ans Werk geht. In einer Studie stieg die Fettverbrennung bei übergewichtigen Frauen, die einen Leucin-Vitamin-B_6-Komplex bekamen, im Vergleich zur Kontrolle um 30 Gramm pro Tag überproportional an. Das sind umgerechnet fast 300 Extrakalorien, die pro Tag einfach verheizt wurden. Besonders davon betroffen war das Bauchfett. Weiterhin stattet Leucin sowohl die Fett- als auch die Muskelzellen mit neuen Verbrennungsöfen, den sogenannten Mitochondrien, aus. Damit wächst deren Kapazität, unter Sauerstoffverbrauch mehr Fett zu verbrennen.

2. Leucin als Muskelschützer beim Abspecken

Beim Abnehmen mit kalorienreduzierter Kost ist ein Teil des Gewichtsverlustes auf den Abbau von Muskelmasse zurückzuführen (siehe Seite 59). Eine eiweißreiche Diät mit einem optimalen Anteil an Leucin (sieben bis zwölf Gramm pro Tag) stimuliert dagegen die Muskelproteinbildung im katabolen Zustand, also in Situationen, in denen der Körper aufgrund einer negativen Energiebilanz (z. B. Diäten, Fasten) Eiweißstrukturen wie Muskeln abbaut.

Leucin senkt Stresshormon unter Low-Carb

Low-Carb-Diäten sind dafür bekannt, die Konzentration des Stresshormons Cortisol, welches muskelabbauend wirkt, im Blut zu erhöhen. Verantwortlich hierfür sind die geringe Kohlenhydratzufuhr und die damit einhergehenden niedrigen Insulinspiegel. Je niedriger der Insulinspiegel, desto mehr Fett wird aus den Fettzellen zur Verbrennung freigegeben.

Insulin ist der Gegenspieler des Cortisols. Es wirkt anabol, das heißt es unterstützt den Muskelaufbau und hemmt vor allem den Muskelabbau. Um das Cortisol zu bändigen, muss man aber nicht zwangsläufig Kohlenhydrate in sich hineinschaufeln. Das wäre sogar sehr ungünstig, denn unter einer Kohlenhydratmast wirkt Insulin auch im Fettgewebe anabol. Gesünder lässt sich das Cortisol auch im Rahmen einer Low-Carb-Ernährung senken, indem ausreichend Leucin zugeführt wird.

EIWEISS-GUIDE: AMINOSÄURENPORTRÄTS

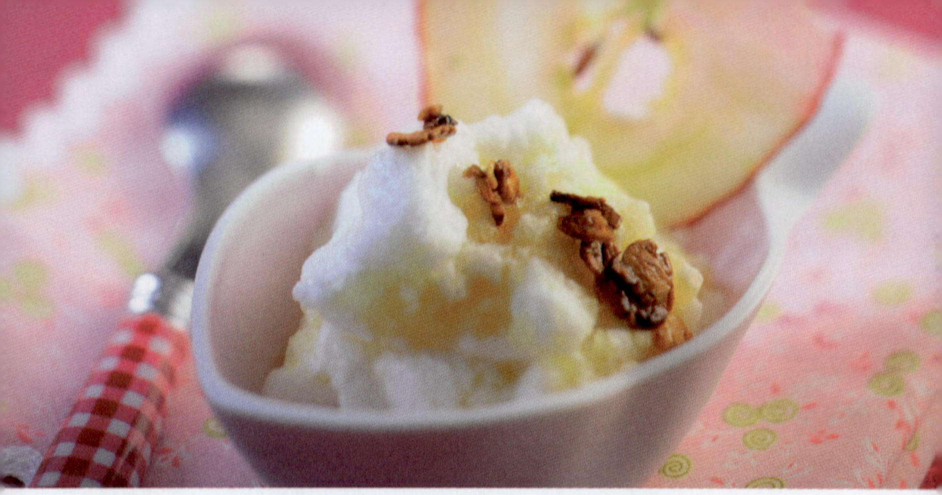

Nach einer leucinreichen Mahlzeit (z.B. Quark, Eiweißshake auf Molkenbasis) steigt der Insulinspiegel ebenfalls an. Aber keine Sorge, der Körper nutzt dieses Insulin, um Aminosäuren in die Muskelzellen zu schleusen. Dadurch werden zwei Fliegen mit einer Klappe geschlagen: Muskelaufbau und Cortisolabbau.

4. Tryptophan: Glücklich und entspannt durchs Leben!

Tryptophan ist eine unentbehrliche Aminosäure. Mengenmäßig nehmen wir von diesem Eiweißbaustein zwar am wenigstens auf, aber die Wirkung ist dafür umso größer, vor allem auf unser Gemüt. Tryptophan ist nämlich essenziell für die Herstellung von Serotonin – einem Glückshormon, das unser Leben beflügelt. Umgekehrt kann ein Tryptophanmangel unsere Laune ganz schön in den Keller reißen. Man ist nicht nur mies drauf, sondern schläft auch noch schlechter und die Leistungs- und Denkfähigkeit läuft nur noch im Schneckentempo. Kein Wunder, dass Menschen, die zu wenig dieser Gute-Laune-Droge besitzen, selbstmordgefährdeter sind als diejenigen, die ausreichend damit versorgt sind.

Lebensstil und Ernährung beeinflussen Tryptophanverfügbarkeit

Mit einer abwechslungsreichen Ernährung nehmen wir zwar mengenmäßig ausreichend Tryptophan auf, aber die Verfügbarkeit dieser Aminosäure kann je nach Lebensstil und Zusammensetzung unserer Kost deutlich eingeschränkt sein. Chronischer Stress, Insulinresistenz, Magnesium-, Vitamin-B_6- und Niacinmangel, Alterungsprozesse, Alkoholkonsum, Diäten usw. können dafür verantwortlich sein, dass wir zu wenig Serotonin aus Tryptophan bilden.

Essen Sie einfach mal eine Portion gute Laune

Es ist tatsächlich möglich, sich gute Laune anzuessen. Dafür ist eine stetige Zufuhr von Tryptophan aus Lebensmitteln notwendig. Die tägliche Tryptophanaufnahme wird durchschnittlich mit 1,0 bis 1,5 Gramm angegeben.

Damit das Tryptophan seine wichtige Funktion, nämlich die Serotoninproduktion, auch ausüben kann, muss die Aminosäure erst einmal über die Blut-Hirn-Schranke (BHS) das Gehirn erreichen. Das ist aber gar nicht so einfach, denn 95 Prozent des Tryptophans sind an ein Transportprotein gebunden, welches nicht in der Lage ist, die BHS zu passieren. Der Rest liegt als freies Tryptophan vor und kann ins Gehirn gelangen. Aber auch hierbei werden der Glücksaminosäure noch Steine in den Weg gelegt.

Tryptophan muss sich hinten anstellen

Um die BHS überwinden zu können, braucht Tryptophan ein Taxi für die Durchfahrt. Der Taxifahrer hat aber noch viele andere Gäste, die er viel lieber transportiert. Hierzu zählen zum Beispiel die verzweigtkettigen Aminosäuren (BCAAs) Valin, Leucin und Isoleucin. Solange viele BCAAs am Taxistand auf ihren Transport warten, muss sich das Tryptophan hinten anstellen. Je weniger BCAAs anstehen, desto größer die Chance für Tryptophan, auf die andere Seite zu gelangen.

So helfen Sie Tryptophan durch die Schranke

Kohlenhydrate machen glücklich, aber auch dick!

Eine Tafel Schokolade, ein Stück Kuchen oder ein Teller Nudeln – das ist genau das Richtige, wenn das Gemüt um Hilfe schreit. Kohlenhydrate aus diesen Lebensmitteln sind in der Lage, Tryptophan durch die BHS zu puschen. Dadurch wird mehr Serotonin gebildet und Kohlenhydrate machen demzufolge glücklich. Studien aus den 80er- und 90er-Jahren haben gezeigt, dass eine extrem kohlenhydratreiche Ernährung die Tryptophanverfügbarkeit erhöht und Eiweiß diese dagegen blockiert. Aufgrund dessen jedoch auf Eiweiß zu verzichten und den Kohlenhydratkonsum zu steigern, ist vor allem für Menschen mit Übergewicht, Insulinresistenz und Diabetes, die zudem auch noch bewegungsarm leben, kontraproduktiv und damit gesundheitsgefährdend.

Auch Eiweiß macht glücklich

Neuere Untersuchungen zeigen, dass auch Eiweiß die Tryptophanverfügbarkeit erhöhen kann. Es kommt dabei auf die Eiweißquelle an. Während Casein (Bestandteil der Milch) und Gluten (Klebereiweiß im Getreide) die Verfügbarkeit von Tryptophan senken, wird sie durch alpha-Lactalbumin, welches in Molkeneiweiß steckt, um das Dreifache erhöht und ist somit sogar etwas effektiver als die Kohlenhydrate. Das liegt daran, dass alpha-Lactalbumin ein sehr gutes Verhältnis von Tryptophan zu den konkurrierenden Aminosäuren besitzt.

EIWEISS-GUIDE: AMINOSÄURENPORTRÄTS

Dadurch bekommt die Glücksaminosäure garantiert einen Platz im Taxi, um dann ins Gehirn geshuttelt zu werden.

Weitere Lebensmittel mit einem guten Verhältnis von Tryptophan zu konkurrierenden Aminosäuren sind Kürbis- und Sonnenblumenkerne, Cashewnüsse, Süßmolke, Tofu, dunkle Schokolade und Bananen.

Eiweiß und Sport – effektives Antidepressivum

Kennen Sie dieses Glücksgefühl, das Sie beflügelt, wenn Sie sich beim Sport ausgepowert haben? Nicht umsonst raten Ärzte depressiven Menschen, sich körperlich zu aktivieren. Sport baut Stress ab, was wiederum die Tryptophanverfügbarkeit erhöht und somit die Serotoninproduktion stimuliert. Zudem nimmt die arbeitende Muskulatur besonders gerne die mit Tryptophan konkurrierenden BCAAs auf, sodass diese nicht mehr am Taxistand vor der BHS warten. Gut für unseren Glücksbaustein Tryptophan, denn dieser kann jetzt ganz ungehindert ins Gehirn gelangen. Verstärkt wird dieser Effekt, wenn zum Sport ein Eiweißshake auf Molkenbasis getrunken wird.

Besser schlafen

Immer mehr Menschen in Deutschland leiden unter Schlafstörungen. Schlafmangel hat erhebliche Auswirkungen auf unsere Gesundheit und unser Gemüt. Hier kann Tryptophan weiterhelfen. Das aus Tryptophan gebildete Glückshormon Serotonin wird in einem weiteren Schritt zum Schlafhormon Melatonin umgebaut.

Bei Schlafstörungen ist es daher ratsam, abends nach der letzten Mahlzeit ein Eiweißshake auf Molkenbasis (angerührt mit 20 Gramm Pulver) zu trinken, um so schneller ins Land der Träume zu versinken.

Appetitzügler

Wer ein paar Pfunde zu viel auf den Hüften hat, versucht abzuspecken und riskiert damit ein Tryptophandefizit. Der daraus resultierende Serotoninmangel kann zu einer gesteigerten Nahrungsaufnahme führen. Vor allem der Appetit auf Süßes und Kalorienreiches steigt an. Die mühsam verlorenen Pfunde landen so ganz schnell wieder auf den Hüften, was wiederum das Risiko für Depressionen und Essstörungen fördert. Ein perfekter Teufelskreis! Um diesen zu durchbrechen, ist es ratsam, ausreichend Tryptophan in Form von Molkenprotein aufnehmen, um so die Bildung des Serotonins, welches nicht nur als Glücks-, sondern in diesem Fall auch als Sättigungshormon fungiert, anzukurbeln. Wenn es dann doch etwas süßer sein soll, eignet sich Zartbitterschokolade zum Aufladen der Tryptophanspeicher. Diese hat zudem einen appetithemmenden Effekt.

EIWEISS-GUIDE: AMINOSÄURENPORTRÄTS

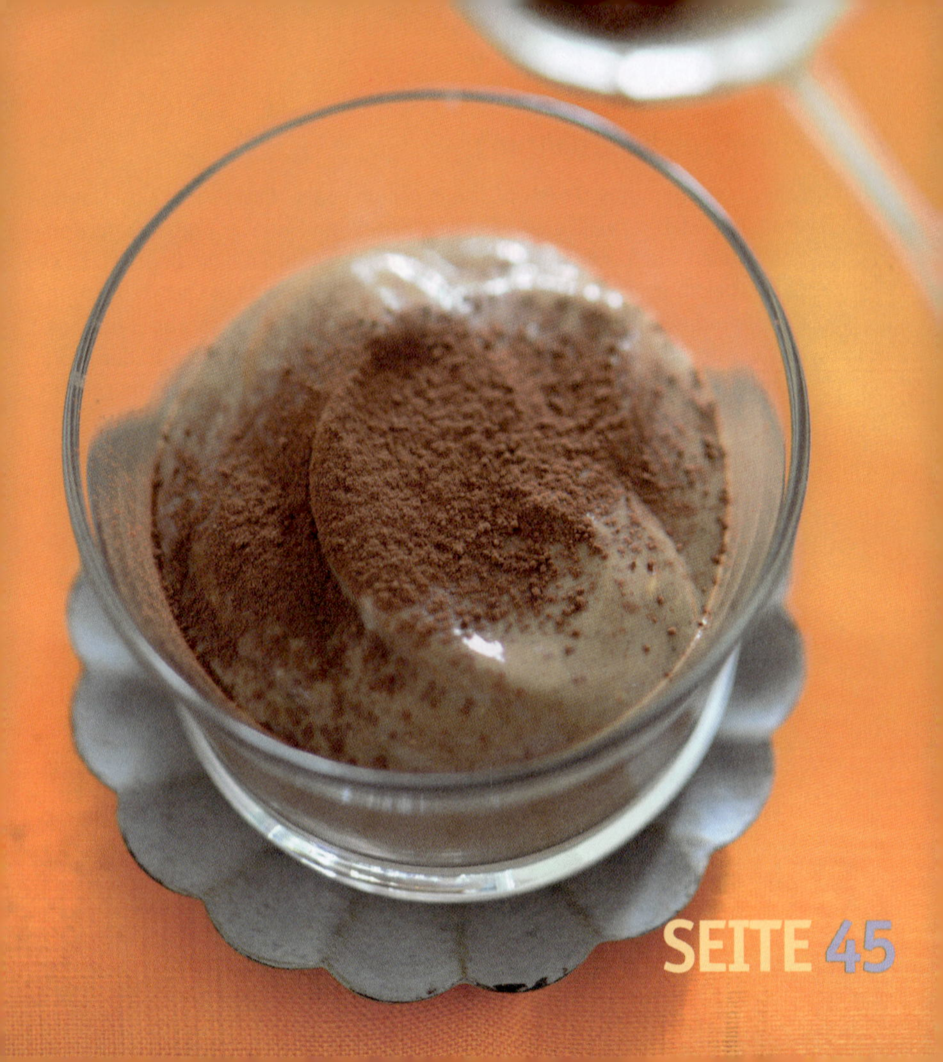

SEITE 45

Eiweißreiche Ernährung

Stars wie Jennifer Aniston, Heidi Klum oder Catherine Zita Jones ernähren sich eiweißreich. In der Regel sind diese proteinbetonten Kostformen auch kohlenhydratarm und besser unter dem Begriff »Low-Carb« bekannt. Zu den prominenten Vertretern der Low-Carb-Ernährung gehören die LOGI-Methode oder die Atkins-Diät. Von Fachgesellschaften wurde Low-Carb bis in die jüngste Zeit als Trenddiät aus den USA bezeichnet. Eine Art Modeerscheinung, über die irgendwann keiner mehr spricht. Welch Fehleinschätzung! Vielmehr ist Low-Carb sogar steinalt. Wir sprechen von einer Ernährungsweise, die wir bereits vor Millionen von Jahren praktiziert haben. Schon unsere Vorfahren aus der Steinzeit haben sich so ernährt. Die Fachgesellschaften empfehlen, nur 10 bis 15 Prozent der Gesamtkalorien in Form von Eiweiß zu verspeisen. Wie neue Studien zeigen, fördert eine solch geringe Eiweißversorgung aber eher Appetit und Hunger und damit die weit verbreitete Überernährung. Bei den eiweißreichen Low-Carb-Ernährungsformen liegt der Proteinanteil mit 25 bis 30 Prozent doppelt so hoch.

EIWEISSREICHE ERNÄHRUNG

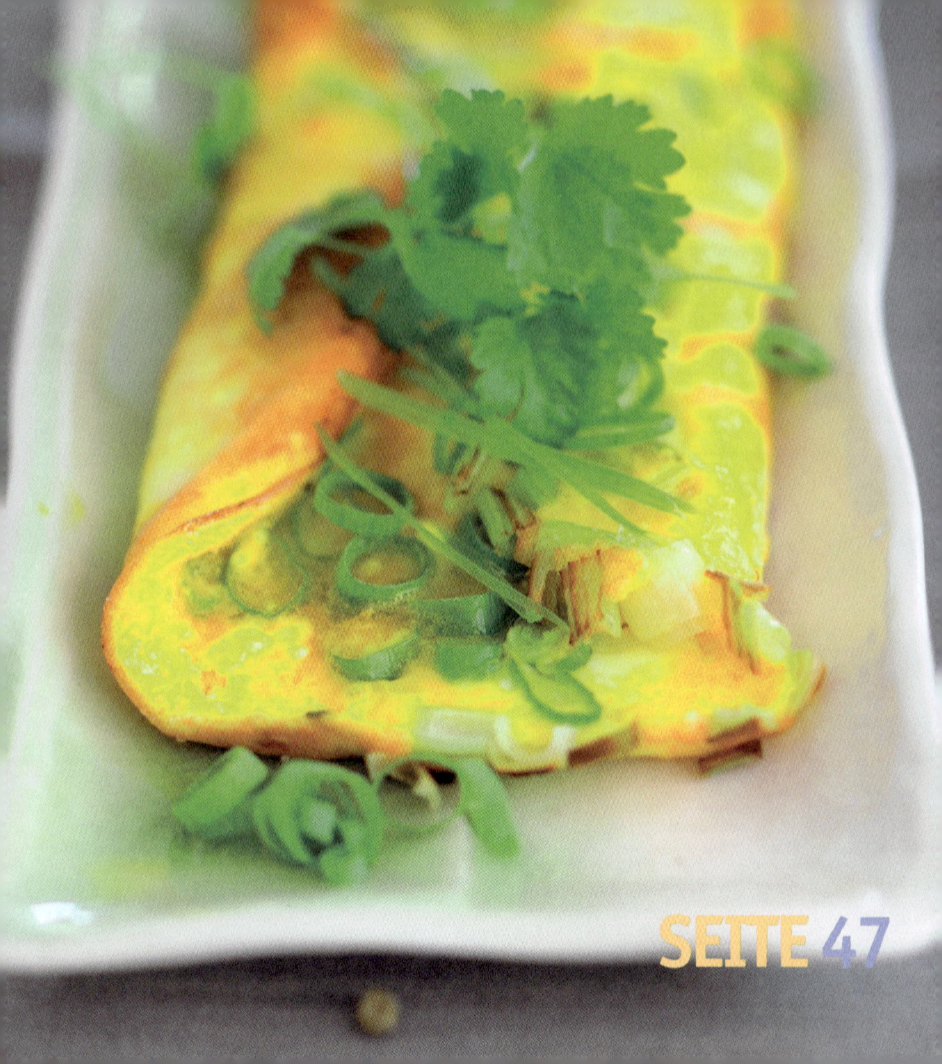
SEITE 47

Die LOGI-Methode

Die LOGI-Methode ist eine Low-Carb-Ernährung, bei der sich die Nahrung zu etwa 25 bis 30 Prozent aus Eiweißkalorien, zu 40 bis 50 Prozent aus Fettkalorien und zu 20 bis 25 Prozent aus Kohlenhydratenergie zusammensetzt. LOGI steht für Low Glycemic and Insulinemic Diet. Zu Deutsch: Ernährung zur Förderung niedriger Blutzucker- und Insulinkonzentrationen.

Von LOGI profitieren demnach nicht nur Gesunde, sondern insbesondere Menschen mit Übergewicht, Insulinresistenz, nichtalkoholischer Fettleber, Fettstoffwechselstörungen, metabolischem Syndrom und Diabetes.

EIWEISSREICHE ERNÄHRUNG

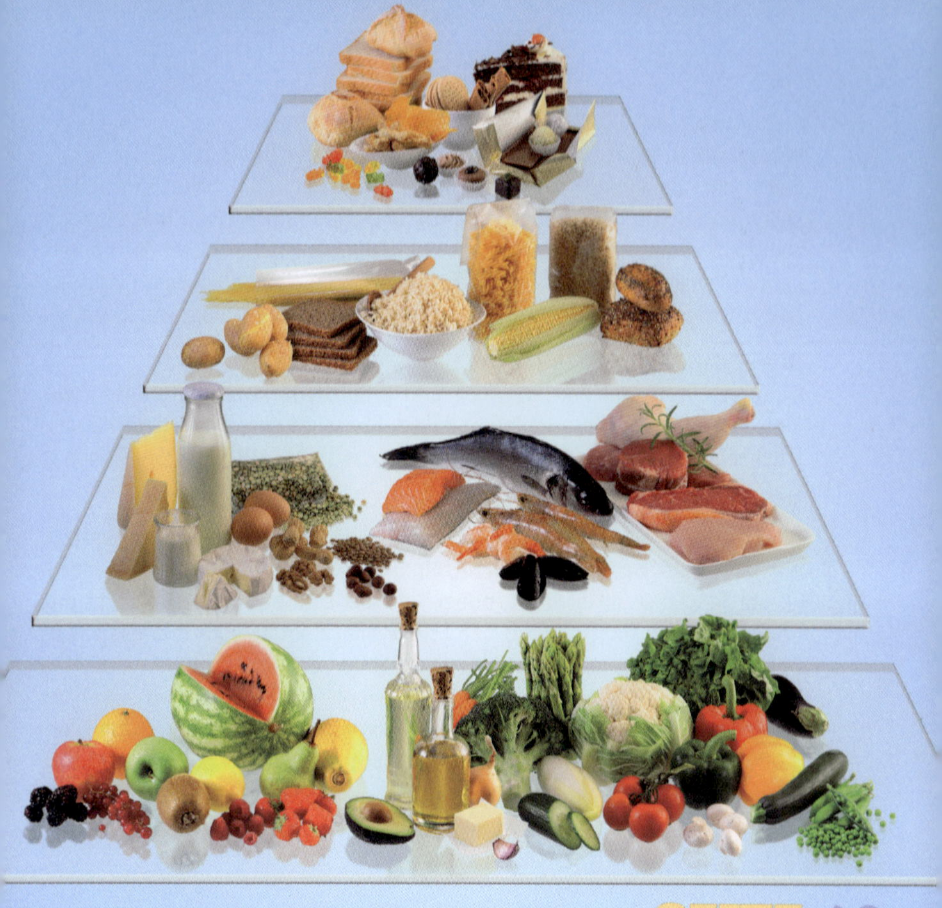

SEITE 49

So funktioniert LOGI

Wasserreich, bunt und fettbetont geht's an der Basis zu

Basis der Ernährung sind energiearme wasser- und ballaststoffreiche Lebensmittel wie Gemüse, Salate, Pilze und zuckerarmes Obst. Diese Gruppe sollte mit einem Anteil von 300 bis 350 Gramm in einer Mahlzeit dominieren. Als Geschmacksgeber darf Fett in Form von Ölen, Butter, Kokosfett, Nüssen oder anderen fetthaltigen Lebensmitteln großzügig verwendet werden.

Direkt danach kommen die Eiweiße

Die erste Stufe nehmen tierische und pflanzliche Eiweißlieferanten wie Eier, Fisch, Meerestiere, Milchprodukte, Fleisch, Käse, Nüsse und Hülsenfrüchte ein. Ihr Mahlzeitenanteil beträgt zwischen 100 und 250 Gramm.

Nicht verboten, aber weniger Raum ...

bleibt auf der LOGI-Pyramide für stärke- und zuckerhaltige Lebensmittel wie Brot und Backwaren, Kartoffeln, Nudeln, Süßigkeiten sowie gezuckerte Getränke übrig. Die Academy of Nutrition and Dietetics setzt die oberste Grenze für Low-Carb bei 130 Gramm Kohlenhydrate am Tag fest. Der tägliche Verzehr von ein bis zwei Scheiben Brot, zwei bis drei Kartoffeln oder 50 Gramm Nudeln (Rohgewicht) als Beilage sind somit im Sinne von LOGI. Für Sportler gelten höhere Werte. Bei einer Zufuhr von 3.000 Kilokalorien beträgt die Kohlenhydratmenge sogar 190 Gramm pro Tag (= 25 Prozent Kohlenhydrate).

EIWEISSREICHE ERNÄHRUNG

LOGI heißt essen, bis man satt ist!

Kalorienzählen ist bei LOGI out. Die spart man nämlich automatisch ein, also ganz ohne Rumrechnerei und Abwiegen, solange man sich an die links empfohlene Verteilung der einzelnen Lebensmittelgruppen innerhalb einer Mahlzeit hält. Eine Auswertung der Ernährungsprotokolle von LOGI-Begeisterten hat gezeigt, dass es funktioniert – die Kalorienzufuhr lag zwischen 1.100 und 1.800 Kilokalorien.

LOGI ist wirksam

Eine Ernährung nach der LOGI-Methode ist nicht nur lecker, sondern auch gesund, denn sie verbessert nachweislich die Stoffwechsellage, und Gewicht verliert man auch noch ganz nebenbei.

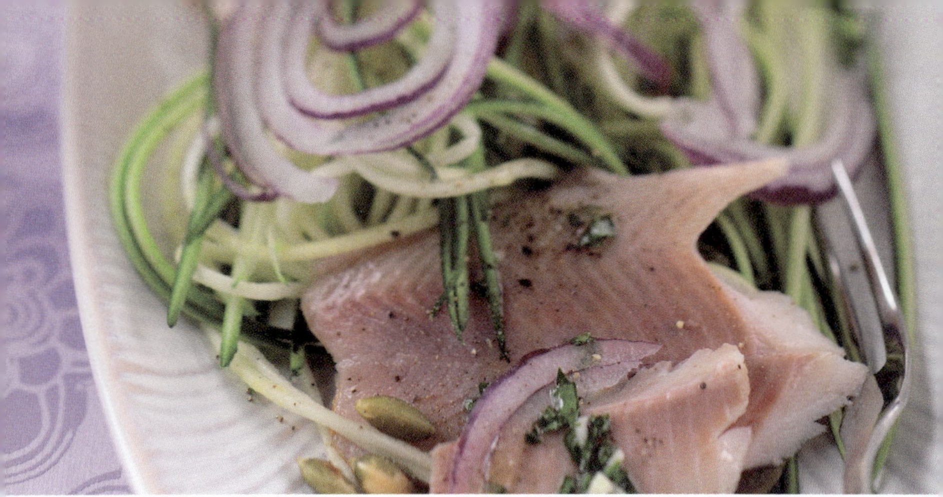

Eiweiß kann was

Die Wirksamkeit von LOGI ist zu einem großen Teil auf den hohen Eiweißgehalt zurückzuführen. Auf den folgenden Seiten erfahren Sie, was Eiweiß kann und werden so verstehen, warum LOGI funktioniert.

EIWEISS-GUIDE: EIWEISS KANN WAS!

Eiweißeffekt 1: Schlanker mit Anti-Jo-Jo-Effekt

Übergewicht überwiegt in Deutschland

In Deutschland haben fast 60 Prozent der Menschen zu viel Fett auf den Rippen. Das ist für viele Betroffene nicht nur ein ästhetisches Problem, sondern auch von medizinischer Relevanz, vor allem dann, wenn sich das Fett im Bauchraum und damit in Organen wie der Leber, der Bauchspeicheldrüse, den Nieren und dem Herz, aber auch in den Muskeln einlagert. Bewegungsmangel und Überernährung sind die wesentlichen Faktoren für dieses gewichtige Problem. Und durch Stress, Schlaf- und Sonnenmangel wird es zusätzlich gefördert.

In praktisch allen Industrieländern hat sich innerhalb der letzten Jahrzehnte die Kalorienzufuhr erhöht. Kein Wunder, wenn man bedenkt, dass dem Verbraucher heutzutage für weniger Geld deutlich mehr Kalorien angeboten werden als früher. Mit diesen »Kalorienschnäppchen« kann er sich »günstig« an energiereichen Nahrungsmitteln wie Käsestangen, Burgern, Pommes, Crackern & Co. »satt« essen, zumindest für wenige Stunden. Längerfristig machen genau diese Fett-Kohlenhydrat-Kombinationen, trotz dessen, dass sie Kalorienbomben sind, schnell wieder hungrig und fördern somit die Nahrungsaufnahme.

Gleichzeitig nimmt der Kalorienverbrauch ab, weil in unserer modernen High-Tech-Gesellschaft viele Tätigkeiten im Beruf und in der Freizeit keinen Muskelaufwand mehr verlangen, sondern via Mausklick erledigt werden können. Aus dem Bewegungsapparat wird so ein Sitzapparat, und Energie verbrennt nur noch das Auto oder die Heizung!

Eiweiß – der vernachlässigte Nährstoff in Sachen abnehmen

Jahrzehntelang sahen verschiedene Experten und Fachgesellschaften die Lösung dieses »gewichtigen« Problems in der Fetteinsparung. Schließlich hat Fett von allen Nährstoffen die meisten Kalorien. Dass viel Fett essen jedoch nichts mit »Fettsein« zu tun hat, scheint nun endlich auch langsam bei den Fachgesellschaften durchzusickern. Im Gegenzug wird allmählich immer offener zugegeben, dass kohlenhydratreduzierte, eiweiß- und fettbetonte Ernährungsformen wie die LOGI-Methode beim Abnehmen die Nase vorn haben, zumindest wenn das Abspecken ohne vorgegebene Kalorienreduktion erfolgt. Dieser Effekt ist aber nicht primär auf die Kohlenhydratreduktion zurückzuführen, sondern auf einen anderen Nährstoff, dem in der Vergangenheit in der Übergewichtsdebatte viel zu wenig Aufmerksamkeit geschenkt wurde – dem Eiweiß.

EIWEISS-GUIDE: EIWEISS KANN WAS!

Weniger Eiweiß – mehr Appetit!

Wie auf Seite 6 bereits beschrieben, erfüllt Eiweiß lebenswichtige Aufgaben in unserem Körper. Wissenschaftler gehen davon aus, dass demzufolge die Deckung des Proteinbedarfs höchste Priorität hat und wir deshalb über eine Art »Eiweißappetit« verfügen, der unsere Eiweißzufuhr streng reguliert. Diese Hypothese basiert ursprünglich auf einem Tierexperiment der beiden Biologen Prof. David Raubenheimer und Prof. Stephen Simpsons, die in den 90er-Jahren die Ernährungsregulation von Heuschrecken untersuchten.

Sie stellten fest, dass die geringfügige Reduktion des Eiweißanteils im Futter dazu führte, dass die Heuschrecken so viel vom eiweißarmen Testfutter fraßen, bis sie damit genauso viel Eiweiß zuführten, wie mit der üblichen Dosis Standardfutter. Das »Mehrfressen« zur Erreichung einer ausgeglichen Proteinbilanz bewirkte aber auch gleichzeitig eine gesteigerte Kohlenhydrat- und somit Kalorienzufuhr.

Inzwischen verdichten sich die Hinweise darauf, dass dieser »Eiweiß-Hebel-Effekt«, wie Experten ihn nennen, auch auf den Menschen zutrifft. Wissenschaftler sehen darin den Schlüsselfaktor für den Übergewichtsboom weltweit.

Das Ergebnis einer großen amerikanischen Beobachtungsstudie zeigt, dass bereits eine minimale Senkung der Proteinzufuhr in der amerikanischen Bevölkerung nicht nur mit einem Anstieg der Gesamtenergiezufuhr, sondern auch mit der Vergrößerung des Körperumfangs korrelierte. Weiterhin beobachteten die Forscher, dass die Erhöhung des Proteinanteils um ein Energieprozent zu einer Senkung der Energiezufuhr von 32 Kilokalorien aus Kohlenhydraten oder 51 Kilokalorien aus Fetten führte. Kleine kontrollierte Diätstudien untermauern die Idee des Proteinappetits als Energieregulator. In diversen Experimenten erhielten Probanden über mehrere Tage Testmahlzeiten mit unterschiedlichem Eiweißanteil (5 bis 30 Prozent), die sie ohne Kalorienbeschränkung, also »ad libitum«, verspeisen sollten.

Während durch die eiweißbetonten Mahlzeiten die tägliche Kalorienzufuhr sank, verspeisten die Studienteilnehmer an eiweißarmen Tagen 250 bis fast 600 Extrakalorien, vor allem aus Kohlenhydraten. Wenn sich die »Eiweiß-Hebel-Hypothese« durch Langzeitstudien weiter verfestigt und wir tatsächlich so viele Kalorien in uns hineinschaufeln, bis wir damit unseren Eiweißappetit gestillt haben, dürfen wir uns bei dem heutigen Essensangebot, das eiweißarm, fett- und kohlenhydratreich, billig und schnell verfügbar ist, nicht wundern, wenn wir uns mit Kalorien überessen und folglich immer runder werden.

EIWEISS-GUIDE: EIWEISS KANN WAS!

Mehr Eiweiß essen, weniger überflüssiges Fett!

Dass eiweißreiche »Low-Carb-Ernährungsmethoden« wie LOGI beim Abnehmen die Nase vorn haben, kann niemand mehr leugnen. Obwohl es bei diesem Ernährungskonzept keiner bewussten Kalorienreduktion durch Punkte- oder Kalorienzählen bedarf und der Fettanteil relativ hoch ist, nehmen Abnehmwillige dennoch besser ab als mit einer kalorienreduzierten fettarmen Kost. Die stärker sättigende Wirkung des erhöhten Eiweißanteils ist zu einem Großteil für den spontanen »Kaloriensparеffekt« verantwortlich. Vor allem im ersten halben Jahr ist der Gewichtsverlust durch Low-Carb deutlich größer. Danach geht's, wie bei allen anderen Diäten auch, aufgrund wiederkehrender Essgewohnheiten oftmals erneut bergauf mit dem Gewicht.

Der fehlende Langzeitabnehmeffekt von Low-Carb-Methoden ist für fettarme Befürworter immer ein willkommenes Argument, um von solchen Eiweißdiäten abzuraten. Dass sie bis heute für ihre Magerkost ebenso wenig effektive Langzeitabnahmen nachweisen können, wird dabei unter den Teppich gekehrt. Aber Geduld zahlt sich aus, denn kommt Zeit, kommen Beweise. Das Ergebnis einer neuen Metastudie, in der der Langzeiteffekt (12 bis 24 Monate) von Very-Low-Carb-Diäten (eiweißreich und extrem kohlenhydratarm, z. B. Atkins-Diät) und klassischen kalorienreduzierten Low-Fat-Diäten verglichen wurde, zeigt erneut die Vorteile einer eiweißreichen Ernährung beim Abspecken.

Was lange braucht, wird endlich gut. Seit 2013 haben all diese Studienergebnisse die deutschen Fachgesellschaften überzeugt, worauf Low-Carb neben der altbekannten Low-Fat-Diät zum Abnehmen endlich offiziell als individuelle Therapievariante »erlaubt« ist.

Wer also beim Abspecken auf mehr Eiweiß und Fett setzt, statt sich die Butter vom Brot zu kratzen, darf dies jetzt mit gutem Gewissen tun. Darüber hinaus hat man mit einer eiweißreichen Ernährung auch nach dem Abnehmen bessere Karten, sich längerfristig über seine gewonnene »Leichtigkeit« zu erfreuen!

Mit Eiweißdiäten das Richtige abnehmen!

Wie bereits beschrieben, nehmen Menschen mit Low-Carb besser ab, solange sie nach Belieben, also ohne bewusste Kalorieneinschränkung essen dürfen. Was passiert aber, wenn Sie zwei Diäten miteinander vergleichen, die beide in gleichem Maß energiereduziert sind? Ganz klar, egal ob mit Low-Fat oder Low-Carb, es werden etwa gleich viele Pfunde purzeln. Leider reicht aber der alleinige Blick auf die Waage nicht aus, um die Effektivität einer Diät zu beurteilen. Eine normale Waage kann nämlich nur beurteilen »wie viel« Sie abgenommen haben. Sie kann aber nicht erkennen »was« Sie abgebaut haben. Wie hoch der Verlust an Fett- und Muskelmasse ist, wird maßgeblich durch die Zusammensetzung der Kost beeinflusst. Das Ziel sollte es sein, möglichst viel Fett abzubauen und kalorienverbrennende Muskelmasse zu erhalten. An dieser Stelle kommt wieder unser Supereiweiß ins Spiel!

Bodytuning mit der richtigen Eiweißdosierung

Wer mit einer klassischen kalorienreduzierten Diät, die viele Kohlenhydrate aus Kartoffeln, Brot oder Nudeln und zugleich wenig Fett und Eiweiß liefert, abnehmen möchte, wird sich vielleicht nicht darüber im Klaren sein, dass die verlorenen Pfunde zwar bis zu 75 Prozent aus den Fettreserven stammen, aber die restlichen 25 Prozent zulasten der Muskeln gehen. Und das ist wenig erfreulich, denn der Verlust an Muskelmasse bewirkt eine Senkung des Ruheenergieumsatzes. Das bereitet den Körper darauf vor, nach der Diät schnellstmöglich wieder zuzunehmen. Die unerwünschte starke Absenkung des Ruheumsatzes lässt sich jedoch verhindern, indem der Eiweißanteil in der Diät deutlich erhöht wird. Dafür reichen die von den Fachgesellschaften empfohlenen Eiweißmengen von 0,8 g/kg Körpergewicht allerdings nicht aus. Einen weitestgehenden Erhalt des Ruheumsatzes und den optimalen Muskelschutzeffekt erzielen Sie mit einer Eiweißzufuhr von 1,2 g Eiweiß/kg Körpergewicht.

Für eine 80 Kilogramm schwere Frau, die 1.500 Kilokalorien zu sich nimmt, sind das 96 Gramm Eiweiß pro Tag (= 26 Prozent der Gesamtenergie).

Ernährungsplan mit 96 Gramm Eiweiß:

- Frühstück: 300 Gramm Magerquark mit Obst
- Mittagessen: 200 Gramm Fleisch mit Gemüse
- Abendessen: Tomatenomelett aus 2 Eiern

Neben dem Muskelschutz wurde in einigen Studien zudem ein stärkerer Fettabbau durch eiweißbetonte Diäten beobachtet. Forscher vermuten, dass die gleichzeitige Reduktion der Kohlenhydrate zu einer Senkung des Fettspeicherhormons Insulin führt, wodurch mehr Fett aus dem Fettgewebe mobilisiert werden kann. Weiterhin spielt die Aminosäure Leucin eine wichtige Rolle beim Fettabbau (siehe Seite 37).

Eiweiß plus Krafttraining = unschlagbares Duo!

Wer zusätzlich zu seiner eiweißbetonten Diät zweimal pro Woche Gewichte stemmt und sich fünfmal pro Woche ausdauernd bewegt, wird mit einem schlankeren und strafferen Body belohnt. Das ist das Studienergebnis des Eiweißexperten Prof. Layman vom Department of Food Sciene and Humannutrition an der Universität Illionois. Für seine Untersuchung wurden 48 stark übergewichtige Frauen in zwei Diätgruppen eingeteilt und mussten entweder mit einer eiweißreichen oder kohlenhydratreichen Diät abspecken. Beide Diäten lieferten 1.700 Kalorien.

EIWEISS-GUIDE: EIWEISS KANN WAS!

Jeweils die Hälfte der Frauen innerhalb einer Gruppe mussten zusätzlich zur Diät ein Sportprogramm absolvieren, das aus einem Kraft- und Ausdauertraining bestand. Beide Diätgruppen ohne Sportprogramm haben in vier Monaten etwa gleich viel Gewicht verloren, wobei die Eiweißgruppe weniger Muskelmasse verlor und mehr Fettmasse abbaute. Das Sportprogramm führte zu einer zusätzlichen Verbesserung der Körperzusammensetzung in beiden Gruppen, aber viel deutlicher war dieser Effekt in der Eiweißgruppe. Die Frauen bauten, vor allem am Bauch, noch mehr Fett ab und konnten ihre Muskelmasse erhalten.

In einer anderen kanadischen Studie an übergewichtigen Frauen, die neben einem Sportprogramm eine von drei kalorienreduzierten Diäten testen mussten, führte eine Verdopplung des Eiweißanteils, welcher zu 50 Prozent aus Milcheiweiß bestand, nicht nur zu einem besseren Abbau von Fettmasse, insbesondere am Bauch, sondern zusätzlich auch zu einem Muskelaufbau! Dieses Ergebnis ist deshalb so spannend, weil bisher immer angenommen wurde, dass im Rahmen einer Diät der Fettab- und der Muskelaufbau zwei Prozesse sind, die nicht gleichzeitig stattfinden können.

Anti-Jo-Jo-Effekt

Wer auf fettarme Weise zehn Prozent seines Ausgangsgewichts abspeckt, muss mit einer bis zu 15-prozentigen Absenkung des Ruheumsatzes rechnen. Die verminderte Verbrennungsrate in Ruhe geht auf das Konto des Muskelverlustes. Zusätzlich sinkt auch der Leistungsumsatz, weil ein erschlankter Körper weniger Energie einfordert, um ihn auf Trab zu halten. Hinzu kommen quälende Hungergefühle, da das Sättigungshormon Leptin beim Abnehmen überproportional stark absinkt. Kein Wunder, dass 80 Prozent der Abnehmwilligen mit ihrer Diät scheitern.

Ob eine Abspeckkur langfristig erfolgreich ist, wird maßgeblich durch die Diät bestimmt, mit der Sie Ihre Pfunde zuvor zum Schmelzen brachten. Denn diese muss nicht nur Ihre Muskeln schützen, sondern Sie gleichzeitig auch möglichst gut sättigen und satt halten – alles Eigenschaften, die der Supernährstoff Eiweiß besitzt. Es liegt also nahe, dass die optimale Diät eiweißreich sein muss. Den Beweis dafür haben Wissenschaftler in einer großen Studie an 773 Übergewichtigen erbracht. Für ihre Untersuchung ließen sie die Teilnehmer erst einmal elf Kilogramm abspecken. Anschließend wollten sie herausfinden, mit welcher Diät die Probanden das erreichte Gewicht am besten hielten. Wie zu erwarten, war die eiweißbetonte Diät, die gleichzeitig weniger blutzuckerbelastende Kohlenhydrate lieferte, am effektivsten gegen den Jo-Jo-Effekt.

EIWEISS-GUIDE: EIWEISS KANN WAS!

Wirkweise von eiweißbetonten Diäten

1. Höherer Energieverbrauch unter Low-Carb

Die gefürchtete Senkung des Energieverbrauchs beim Abspecken ist unter fett- und proteinarmen Diäten stärker ausgeprägt. Dagegen wirkt sich ein höherer Eiweißverzehr, wie das unter Low-Carb der Fall ist, auf verschiedenen Ebenen positiv auf den Kalorienverbrauch aus:

Schweißarbeit beginnt nach dem Essen

Nach dem Verzehr von Fleisch, Eiern, Fisch, Quark und anderen eiweißreichen Lebensmitteln kommt auf den Körper eine enorme Stoffwechselarbeit zu, denn er verbraucht für die Eiweißverdauung und -verwertung sowie für den Aufbau von Harnstoff eine Menge Energie, wobei Wärme entsteht und an die Atmosphäre abgegeben wird.

Der Top-Energieverschwender ist jedoch die Gluconeogenese, sprich die Zuckerneubildung aus Eiweiß. 42 Prozent des gesteigerten Energieverbrauchs nach dem proteinbetonten Essen führen Wissenschaftler auf diesen Prozess zurück. Dabei wird auch Wärme frei. Je weniger Kohlenhydrate und je mehr Eiweiß gegessen werden, desto mehr Kohlenhydrate bzw. Zucker bildet der Körper in der Leber selbst aus Eiweiß. Wer also nach einer eiweißreichen Mahlzeit ins Schwitzen kommt, verheizt ordentlich!

Muskelschutz kostet auch Energie

Die Eiweißdiät erhöht den Energieverbrauch aber nicht nur nach dem Essen, sondern auch im Schlaf. Wenn Sie weniger Kalorien essen als Sie verbrennen, befinden Sie sich in einer negativen Energiebilanz, was für das Abnehmen Voraussetzung ist. In diesem katabolen Zustand baut der Körper Körpermasse, darunter auch Muskelgewebe, ab. Um letzteres dennoch so weit wie möglich erhalten zu können, stimuliert die Aminosäure Leucin (siehe Seite 36) ein Enzym, das sich dem entgegenstemmt und einen energieaufwendigen Muskelaufbau fördert. Gleichzeitig wird die Fettverbrennung in den Fettzellen gesteigert, um Energie für den Muskelaufbau zur Verfügung zu stellen. Das erklärt auch den höheren Fettabbau durch eiweißreiche Diäten!

Tierisch gute Eiweißqualität erhöht Energieverbrauch

Es lohnt sich, qualitativ hochwertiges Eiweiß zu essen, denn dieses erhöht den Energieverbrauch. Tierische Proteine gelten als biologisch hochwertiger als pflanzliche, weil sie ein besseres Aminosäureprofil besitzen. Folglich kann der Körper unter Energieverbrauch aus Milch- oder Eieiweiß effektiver Muskeln bilden als aus Getreideeiweiß.

EIWEISS-GUIDE: EIWEISS KANN WAS!

2. Länger satt durch Eiweiß!

Unbestritten ist, dass Eiweiß von allen Nährstoffen der beste Sattmacher ist. Was allerdings die Sättigung auslöst, ist noch nicht vollständig geklärt. Eines ist jedoch klar, unser Gehirn steuert als Zentrale die Hunger- und Sättigungsregulation. Damit unser Oberstübchen auch weiß, wann es auf die Hungerbremse drücken oder den Appetit ankurbeln soll, braucht es entsprechende Signale aus den verschiedenen Organen und aus dem Blut. Forscher vermuten, dass nach einer eiweißreichen Mahlzeit verschiedene sättigungsauslösende Signale an das Gehirn vermittelt werden. Darüber hinaus wird auch ein Einfluss der proteingetriggerten Wärmebildung durch den gesteigerten Energieverbrauch, die erhöhte Aminosäurekonzentration im Blut, die Ausschüttung appetithemmender Hormone im Darm, die durch die Aminosäure Leucin stimulierte Freisetzung des Sättigungshormons Leptin im Fettgewebe sowie die beim Fettabbau entstehenden Ketonkörper, die vor allem bei Fett-Eiweiß-Diäten mit sehr niedrigem Kohlenhydratanteil (z. B. 1. Phase der Atkins-Diät) gebildet werden, diskutiert.

Eiweißeffekt 2: Sexy Muskeln

Sixpack, knackiger Po, definierte Arme, straffe Beine – das Streben nach einem Traumbody treibt jeden zehnten Bürger hierzulande ins Fitnessstudio. Muskeln formen nicht nur unseren Körper, sie machen uns kraftvoll und sind der Garant für ein gesundes Leben.

Eiweiß baut Muskeln auch ohne Training auf

Der Muskel ist der größte Eiweißspeicher und unterliegt einem permanenten Auf- und Abbau. Die optimale Eiweißzufuhr über den Tag garantiert eine positive Proteinbilanz. Nach dem Essen werden die Proteine aus der Mahlzeit im Dünndarm in ihre Einzelbausteine, die Aminosäuren, zerlegt, die dann ins Blut aufgenommen und über den Blutkreislauf zu den Muskel transportiert werden. Bei einer zu geringen Eiweißzufuhr baut der Körper wertvolle Muskelmasse ab, und zwar selbst bei überkalorischer Ernährung.

So lautet das Ergebnis einer hoch spannenden Studie aus Louisiana. In einem achtwöchigen Experiment wurden freiwillige Probanden in drei Testgruppen eingeteilt und dazu angehalten, sich mit einer der drei hochkalorischen »Diäten« ein Paar Pfunde anzuessen. Die Kostformen unterschieden sich in ihrem Eiweißgehalt (5 Prozent, 15 Prozent und 25 Prozent).

Das Ziel war es, anschließend herauszufinden, wie sich der unterschiedliche Eiweißanteil in der Ernährung auf die folgende Gewichtszunahme und die Körperzusammensetzung auswirkt. Die eiweißarm ernährten Probanden legten am wenigsten Gewicht zu, verloren aber trotz hoher Kalorienzufuhr fast ein Kilogramm Muskelmasse. Dagegen nahm die eiweißreichste Gruppe doppelt so viel zu, allerdings ohne Verlust an Muskelmasse. Im Gegenteil, sie bauten in dieser Zeit sogar drei Kilogramm Muskelmasse auf, erhöhten damit ihren Ruheumsatz und das ganz ohne Training. Das Fazit der Forscher: Da alle Gruppen etwa gleich viel Fettmasse aufgebaut hatten, musste diese aus dem Überangebot an Fett- und Kohlenhydratkalorien gebildet worden sein. Aus den überschüssigen Eiweißkalorien bildet der Körper dagegen kein Fett, sondern baut Muskeln auf.

Kraftpakete brauchen Eiweiß (Aminosäuren) + Krafttraining

Soll der Muskel nicht nur wachsen, sondern auch definiert werden und an Kraft zulegen, kommt man am Krafttraining nicht vorbei. Neben dem richtigen »Muskelfutter« Eiweiß, braucht der Muskel einen weiteren Reiz, um optimal wachsen zu können: einen Widerstand – also Krafttraining. Das Stemmen von Gewichten führt zu einer Erhöhung der Muskel-Eiweiß-Bildungsrate. Vor allem nach dem Training ist diese um das Ein- bis Zweifache erhöht.

Die Dosis und das richtige Timing

Die meisten Studien zeigen, dass eine maximale Eiweißbildung in den Muskeln am besten dann erreicht wird, wenn direkt nach dem Krafttraining ca. 20 bis 25 Gramm hochwertiges Eiweiß zugeführt wird, da die Muskeln in diesem »gereizten« Zustand besonders gefräßig und empfänglich für Aminosäuren sind. Aber auch eine geringfügige Eiweißgabe vor dem Sport scheint sinnvoll zu sein, da die gesteigerte Durchblutung und hormonelle Umstellung aufgrund der Belastung die Proteinbildung stimulieren. Anders als bisher angenommen, reicht Eiweiß allein, ohne die Zugabe von Kohlenhydraten aus, um das Muskelwachstum nach dem Training maximal anzuregen.

20 bis 25 Gramm Eiweiß stecken in:

- 500 ml Milch, 150 g Magerquark
- 125–150 g magerem Fleisch
- 125–150 g Fisch
- 2–3 Eiern

Hinweis: Für Senioren, die Muskeln aufbauen müssen oder wollen, sind höhere Eiweißmengen von 35 bis 40 Gramm nach dem Training sinnvoller, da es aufgrund der altersbedingten Veränderungen zum Beispiel zu einer verminderten Proteinverdauung kommt.

EIWEISS-GUIDE: EIWEISS KANN WAS!

Eiweißshakes gute Alternative:
Der Einfachheit halber greifen viele Kraftsportler zu Eiweißshakes. Sie sind praktisch und enthalten alle Aminosäuren.

Das beste Muskelfutter ist tierischen Ursprungs

Eiweiße, egal ob aus dem Ei, aus Fleisch, Fisch, Milch oder Soja, sind allesamt in der Lage, das Muskelwachstum zu stimulieren, allerdings mit unterschiedlicher Kapazität. Daher Vorsicht vor billigen Präparaten mit einem hohen Anteil an Gelatine, da diese eine sehr geringe biologische Wertigkeit hat, aber ebenfalls als tierisches Protein deklariert werden kann. Entscheidend ist die Proteinqualität, sprich der Gehalt an unentbehrlichen Aminosäuren. Studien haben gezeigt, dass tierisches Eiweiß wie Molkenprotein oder Kuhmilch das Muskelwachstum viel stärker anregen kann als pflanzliches Eiweiß aus Soja.

Milcheiweiß hat die Nase vorn

Milcheiweiß besteht zu 20 Prozent aus Molkeneiweiß und zu 80 Prozent aus Casein.

In der Mehrheit der Studien schneidet Molkeneiweiß, auch »Wheyprotein« genannt, in Sachen Muskelaufbau besser ab, weil es pro 20 Gramm Pulver 10 Gramm unentbehrliche Aminosäuren liefert. Das ist genau die Menge, die für den maximalen Muskelproteinaufbau erforderlich ist. Molkenprotein ist leicht verdaulich, wodurch die Aminosäuren dem Muskel schnell zur Verfügung stehen.

Außerdem ist es reich an der Aminosäure Leucin, die eine Schlüsselrolle in der Stimulation des Muskelwachstums einnimmt. Casein wird auch als »langsames« Protein bezeichnet, weil es verzögert verdaut wird und dem Muskel die Aminosäuren demnach konstant über mehrere Stunden zur Verfügung stellt. Welches Pulver zum Einsatz kommen sollte, hängt davon ab, zu welcher Uhrzeit Sie trainieren. Findet das Training morgens oder mittags statt, ist Molkeneiweiß empfehlenswert. Das Eiweiß wird zwar schnell verwertet, aber das ist völlig unproblematisch, da Sie ohnehin alle drei bis vier Stunden nach dem Training etwas Eiweißreiches essen sollten. Dadurch werden Sie den ganzen Tag mit Aminosäuren versorgt und können so eine positive Proteinbilanz erhalten.

Trainieren Sie am Abend, dann ist ein Shake mit micellarem Casein[1] zu empfehlen. Wenn Sie diesen schon vor dem Training trinken, stehen Ihnen die Aminosäuren nicht nur direkt nach dem Training, sondern aufgrund der langsameren Aufnahme auch in der Nacht zur Regeneration zur Verfügung.

---

1 Micellares Casein kommt natürlicherweise in Quark, Frischkäse und anderen Lebensmitteln auf Milchbasis vor. Es wird langsam verdaut und versorgt den Körper dadurch über mehrere Stunden mit Aminosäuren. Kalziumcaseinat wurde dagegen weiterverarbeitet und ist fast so schnell verdaulich wie das »schnelle« Molkenprotein. Wer also länger von seinem Caseinshake profitieren möchte, der sollte auf Pulver mit micellarem Casein achten.

EIWEISS-GUIDE: EIWEISS KANN WAS!

Eiweißreich durch den Tag

Wie bereits zuvor erwähnt, ist die Muskel-Eiweiß-Bildungsrate direkt nach dem »Pumpen« am höchsten. Diese fährt dann zwei Stunden nach dem Training wieder herunter, schaltet sich aber nicht komplett aus, sondern ist noch 24 bis 48 Stunden lang aktiviert. Folglich kann eine Eiweißzufuhr von 20 Gramm pro Mahlzeit, idealerweise aller drei Stunden, die Muskelbildung wieder stimulieren.

Eiweißeffekt 3: Weniger Druck

Steigt der Druck in den Gefäßen, wird es Zeit für eine Lebensstilveränderung. Mehr Bewegung, mehr Kalium, Kalzium und Magnesium, einfach ungesättigte Fettsäuren, Omega-3-Fettsäuren sowie Protein, weniger Alkohol, nicht mehr rauchen und Normalgewicht anstreben lautet da die Zauberformel. In Lebensmitteln umgesetzt heißt die Empfehlung: mehr an Gemüse und Obst, mehr Milchprodukte, Fisch, Fleisch, Geflügel, Hülsenfrüchte, Nüsse und Öle. Aber von all denen hat offenbar ein Mehr an Protein die stärkste Wirkung. Die Auswertung von 40 klinischen Studien mit 3.000 Patienten zeigt: Die Erhöhung des Nahrungseiweißes, bei gleichzeitiger Reduktion der Kohlenhydrate führte zu einer statistisch signifikanten Senkung des Blutdrucks. Dabei spielte es keine Rolle, ob das Eiweiß tierischer oder pflanzlicher Natur war. Hohe Blutzucker- und Insulinwerte fördern den Bluthochdruck. Da eine proteinbetonte Ernährung eine geringere Blutzuckerwirkung besitzt als eine kohlenhydratreiche und im Schnitt auch weniger Insulin lockt, könnte dies somit den blutdrucksenkenden Effekt zum Teil erklären. Einige Aminosäuren wirken sich ebenfalls günstig auf die Wände der Blutgefäße aus, womit ein blutdrucksenkender Effekt erzielt werden kann. Hier ist vor allem das Arginin der Spitzenreiter, gefolgt von Tryptophan und Tyrosin. Diese wirken entweder direkt in den Gefäßen oder über die Nieren, indem sie zum Beispiel die Salzausscheidung fördern.

Eiweißeffekt 4: Bessere Zucker- und Insulinkontrolle!

Für unsere Vorfahren bedeutete die Essensbeschaffung zugleich auch immer einen großen körperlichen Aufwand. Umso größer die Freude, wenn ein Mammut die hungrigen Mägen füllte. Die Steinzeitkost, auch Paleo-Diät genannt, war wohl zumindest in den kälteren Gebieten fett- und eiweißreich. Dann mussten die Menschen mit wenigen Kohlenhydraten auskommen. Low-Carb war also in unserer Entwicklungsgeschichte schon bekannt und der Mensch ist so flexibel, dass er sich damit gesund entwickeln kann. Beeren, Wurzelgemüse und Nüsse. Eine Überernährung samt ihrer gesundheitlichen Folgen wie Diabetes und Fettstoffwechselstörungen existierte sicherlich nicht. Heutzutage gibt's zum Frühstück Brötchen, mittags Nudeln, zwischendurch etwas zum Naschen und runtergespült wird das Ganze mit Limo oder Fruchtsaftschorlen. Abends kommt dann die Brotmahlzeit auf den Tisch, und vor dem Fernseher landen anschließend unkontrolliert die Salzstangen im Mund.

Nach diesen kohlenhydratreichen Mahlzeiten wird unser Blut mit Zucker überflutet. Der viele Zucker wird nach dem Essen über den Blutweg unseren Zellen im ganzen Körper angeboten. Damit der Zucker aus dem Blut auch in die Zellen eindringen kann, benötigen sie einen Türöffner: das Insulin.

Je kohlenhydratlastiger die Mahlzeit war, desto heftiger muss der Insulinausstoß sein. Eine sehr hohe Insulindosis senkt den Blutzucker jedoch nicht nur auf den Ausgangswert herab, sondern sogar noch etwas weiter darunter. Die meisten würden diesen Zustand als »Unterzuckerung« bezeichnen, die nun von Heißhunger begleitet wird und unweigerlich zur Nahrungsaufnahme führt. Meistens werden daraufhin wieder Kohlenhydrate zugeführt, um den Blutzucker schnell wieder anzuheben, und der Zyklus beginnt damit von vorne. Wer mit der Zeit zunimmt und seine Muskeln nicht fordert, wird eine Störung entwickeln, bei der die Zellen das Signal des Hormons Insulin nicht mehr erkennen können: Man nennt das Insulinresistenz.

Zu deren Kompensation muss die Bauchspeicheldrüse jetzt umso mehr Insulin ins Blut abgeben. Nach einigen Jahren dieser Überforderung wird die Bauchspeicheldrüse die notwendigen Insulinmengen allerdings nicht mehr bereitstellen können, und der Zucker bleibt dann im Blut. Chronisch erhöhte Blutzuckerkonzentrationen greifen die Gefäßinnenwände an, fördern Entzündungsreaktionen, verstärken die Blutgerinnung und erhöhen oxidativen Stress. Allesamt Faktoren, die das Diabetes- und Arterioskleroserisiko erhöhen und das Denk- und Erinnerungsvermögen beeinträchtigen.

Eine eiweißreiche, kohlenhydratarme Ernährung wie LOGI und wie sie unsere Vorfahren praktiziert haben, ermöglicht eine bessere Blutzuckerkontrolle. Es wird weniger Insulin für die Blutzuckersenkung benötigt, da weniger Kohlenhydrate aus der Nahrung anfluten.

EIWEISS-GUIDE: EIWEISS KANN WAS!

Bei Nahrungskarenz bzw. beim Fasten, bei streng kohlenhydratarmer Kost oder bei intensivem Sport erfolgt die Aufrechterhaltung der Blutzuckerkonzentration zur Versorgung des Zentralnervensystems über die Zuckerneubildung aus Eiweißen in der Leber (Gluconeogenese). »Unterzuckerungsgefühle« und damit einhergehende Heißhungerattacken werden somit vermieden. Eine eiweißreiche Ernährung ist demnach der kohlenhydratreichen Kost überlegen, weil sie Heißhungerattacken durch eine effiziente Blutzuckerkontrolle vermeidet und Risikofaktoren für Diabetes und Arteriosklerose herabsenkt.

Eiweißmythen

Den Bannstrahl trifft nicht irgend ein Eiweiß, sondern immer das tierische Eiweiß aus Fleisch, Fisch, Käse, Milch sowie Milchprodukten und Eiern. Zu viel davon schadet der Gesundheit. Durch Schlagzeilen wie »Tierisches Eiweiß macht Herzinfarkt« oder »Rotes-Fleisch-Protein fördert Darmkrebs« wird einem da regelrecht der Appetit verdorben. Nimmt man die wissenschaftliche Datenlage jedoch genauer unter die Lupe stellt man fest, dass es sich hierbei um reine Panikmache ohne Evidenz handelt! Aus vegetarischer Sicht ist tierisches Eiweiß für die Übersäuerung des Körpers verantwortlich, was für Zivilisationskrankheiten wie Osteoporose, Gicht oder Rheuma verantwortlich ist. Aber was davon ist tatsächlich wissenschaftlich haltbar?

Hals- und Beinbruch durch zu viel tierisches Eiweiß

Wer gerne Fleisch, Fisch und andere eiweißhaltige Lebensmittel isst, muss damit rechnen, seinen Körper mit Säure zu belasten. Tierische Eiweiße enthalten die schwefelhaltigen Aminosäuren Cystein und Methionin, die im Körper zu Säuren abgebaut und mit dem Urin ausgeschieden werden. Um dieser Säurenbeladung entgegenzuwirken, hat man lange angenommen, dass das basisch wirkende Kalzium zur Neutralisierung aus dem Knochen herausgelöst wird, was wiederum die Knochengesundheit gefährdet. Diese Überzeugung verfestigte sich, als man im Zusammenhang mit eiweißreichen Diäten erhöhte Kalziumausscheidungen im Urin fand. Damit schien klar zu sein, dass eine hohe Eiweißzufuhr, vor allem aus Fleisch, das Osteoporoserisiko erhöht. Eine Fehlinterpretation wie sich herausstellte.

Zwar fördert Eiweiß die Kalziumausscheidung über den Urin, gleichzeitig fördert es jedoch seine Aufnahme über den Darm. Zudem konnte in klinischen Untersuchungen gezeigt werden, dass das ausgeschiedene Kalzium im Rahmen einer eiweißreichen, milchbetonten Ernährung nicht aus dem Knochen, sondern aus der Nahrung stammt. Fazit: Die Ergebnisse klinischer Experimente zeigen ganz klar, dass mehr Eiweiß, insbesondere das tierische aus dem Fleisch, den Knochen schützt, vor allem wenn gleichzeitig ausreichend Kalzium aus Milch und Milchprodukten sowie reichlich Basenlieferanten wie Gemüse und Obst verzehrt werden.

EIWEISS-GUIDE: EIWEISSMYTHEN

Eiweiß geht auf die Nieren

Beim Abbau des Proteins wird aus den Aminosäuren Stickstoff freigesetzt. Da Stickstoff giftig ist, muss dieser über die Nieren ausgeschieden werden. Eine eiweißreiche Kost würde demnach die Nieren »überlasten«. Weiterhin macht eiweißreiches Essen den Urin sauer und erhöht dadurch die Kalziumausscheidung. Sauer macht aber nicht nur lustig, sondern bildet zusammen mit Kalzium Nierensteine. Aufgrund dieser Zusammenhänge ist der Glaube weit verbreitet, dass eine hohe Eiweißzufuhr die Nieren auf Dauer schädigen könne. Sieht man sich aber die entsprechende Studienlage an, wird klar, dass hiermit nur pauschale Vorurteile verbreitet werden, die mehr der Panikmache als der fundierten Aufklärung dienen.

Fakt ist, dass bisher weder in Langzeitbeobachtungs- noch in klinischen Studien belegt werden konnte, dass eine gesunde Niere durch realistische Eiweißmengen zu Schaden kommt. Vielmehr scheinen sich die Nieren unter einer eiweißreichen Kost leicht zu vergrößern, offenbar, um sich mit der erhöhten Kapazität für die Mehrarbeit zu wappnen. Auch bei übergewichtigen Nierengesunden waren in Vergleichsstudien keine Veränderungen der Nierenparameter gegenüber den Low-Fat-Diäten zu sehen.

Bei einem gesunden Mann von 80 Kilogramm Körpergewicht kann das Entgiftungssystem in Leber und Nieren nach theoretischen Berechnungen einen Konsum von bis zu 250 Gramm Eiweiß pro Tag störungsfrei bewältigen. Das entspricht 1,2 Kilogramm magerem Fleisch, 1,3 Kilogramm magerem Fisch, 30 Eiern oder 1,6 Kilogramm Tofu. Sie sehen also, dass es sich hier um absolut unrealistische Verzehrsmengen handelt.

Fazit: Anstatt das im Körper sauer wirkende Nahrungseiweiß zu reduzieren, sollten Sie lieber mehr basisch wirkendes Gemüse und Obst (v. a. Zitrusfrüchte) essen sowie bicarbonatreiches Wasser (1.500 mg HCO_3/Liter) trinken. Auf diese Weise können Sie der Nierensteinbildung und anderen Nierenerkrankungen vorbeugen.

Wichtiger Hinweis: Nur Personen, die bereits eine Nierenerkrankung aufweisen, müssen aufpassen. Bei beginnendem Nierenversagen kann eine hohe Eiweißzufuhr eine Verschlimmerung fördern. Denn wenn intakte Niereneinheiten die Arbeit der erkrankten zusätzlich übernehmen müssen, nimmt der Stress für sie zu. Dies könnte im Endeffekt zu deren schnelleren Versagen beitragen. Heute wird Nierenkranken von den Fachgesellschaften die Zufuhr von 0,8 Gramm Eiweiß pro Kilogramm Körpergewicht, und damit so viel wie dem gesunden Normalbürger, empfohlen.

EIWEISS-GUIDE: EIWEISSMYTHEN

Gicht – Eiweiß als Mittäter

Die Gicht – meistens trifft sie zuerst den großen Zeh: Entzündungen und Schwellungen bereiten den Betroffenen starke Schmerzen. Hohe Harnsäurewerte sind das Risiko. Ab einer gewissen Blutkonzentration bleibt sie nicht in Lösung, sondern kristallisiert aus und lagert sich dann in den Gelenken ab. Harnsäure entsteht beim Abbau von Purinen, die in jeder Zelle, als Teil unserer Erbsubstanz, vorkommen. Kann die Harnsäure über die Nieren nicht ausreichend ausgeschieden werden, steigt ihre Konzentration im Blut.

Um die Harnsäurekonzentration im Blut zu senken, empfiehlt man den Betroffenen meist eine purinarme Ernährung. Da Purine in eiweißreichen Lebensmitteln wie Fleisch und Fisch stecken, wird Eiweiß folglich als Gichtmittäter angeklagt. Zwar führen die Purine aus eiweißhaltiger Nahrung zu einer Erhöhung der Harnsäurebildung, die jedoch so gering ist, dass man sie getrost vernachlässigen kann. Für die effektive Senkung der Harnsäure ist viel mehr die Ausscheidungsrate über den Urin entscheidend. Hohe Insulinspiegel, die durch reichlich Bauchfett und hohen Kohlenhydratkonsum entstehen, hemmen die Harnsäureausscheidung und verstärken somit das Gichtrisiko.

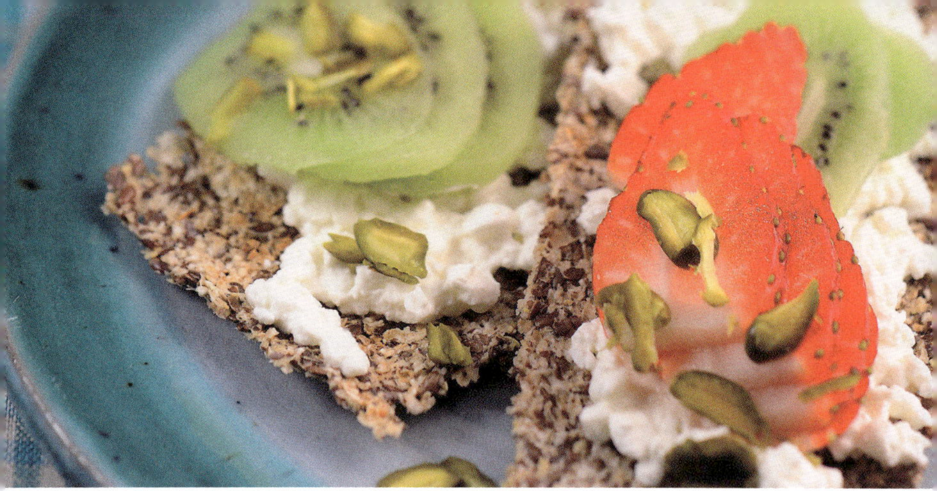

Eiweißreiche Ernährungspläne – 3 Zielgruppen, 3 Pläne

Sie möchten Ihr Gewicht halten und Ihre Gesundheit von der Extraportion Eiweiß profitieren lassen? Ihr Ziel ist es, ein paar Pfunde loszuwerden und das ohne zu hungern? Oder wollen Sie mit dem richtigen Futter ein paar Muskeln draufpacken? Mit unseren Eiweißtagesplänen zeigen wir Ihnen, wie Ihre Ernährung in Zukunft zur Erreichung Ihres persönlichen Ziels aussehen könnte.

EIWEISSREICHE ERNÄHRUNGSPLÄNE

Tagesplan 1, Ziel: Gesunde Ernährung

Sie sind gesund, normalgewichtig und wollen mit einer eiweißreichen Ernährung Ihr Gewicht halten und Ihre Gesundheit aufpeppen? Der folgende Plan enthält durchschnittlich 2.000 Kilokalorien, die sich aus 25 Prozent Eiweiß (= 110 g), 22 Prozent Kohlenhydrate und 53 Prozent Fett zusammensetzt.

Frühstück

Schinkenbrot mit Gemüse, dazu 1 Birne und Kaffee mit Milch

- **Kohlenhydrate:** 1 Scheibe Vollkornbrot *plus*
- **Fett:** 50 g Frischkäse (70 % Fett i. Tr.) *plus*
- **Eiweiß:** 100 g Aufschnitt (z. B. gekochter Schinken) *plus*
- **Wasser und Ballaststoffe:** 150 g Gemüse (z. B. Cherrytomaten) *plus* 1 Stück Obst (z. B. Birne) *plus* 2 Tassen Kaffee/Tee mit Milch

Warme Mahlzeit

- **Wasser und Ballaststoffe:** 300–400 g Gemüse *plus*
- **Eiweiß:** 200 g Fisch, Fleisch, Milchprodukte, 100 g Käse oder 3 Eier *plus*
- **Fett:** 2 EL Öl, 2 EL Butter oder 20 g Kerne bzw. Nüsse *plus*
- **Kohlenhydrate:** 1 dünne Scheibe Vollkornbrot

Beispiel:
200 g gebratenes Zanderfilet plus 300 g Buttergemüse plus 1 dünne Scheibe Brot

Snack
25 g Nüsse (z. B. Mandeln)

Kalte Mahlzeit

- **Wasser und Ballaststoffe:** 300–400 g Gemüse, Salat oder 150 g Obst *plus*
- **Eiweiß:** 200 g Fisch, Fleisch, Milchprodukte, 100 g Käse oder 3 Eier *plus*
- **Fett:** 1 EL Öl, 1 EL Butter oder 10 g Kerne bzw. Nüsse

Beispiel:
Caprese aus 300 g Tomaten plus 100 g Mozzarella plus 1 EL Olivenöl

Dieser eiweißreiche Tagesplan enthält:
110 g Eiweiß; 8,1 g Leucin; 1,1 g Tryptophan; 5,6 g Arginin; 17,4 g Glutaminsäure

EIWEISSREICHE ERNÄHRUNGSPLÄNE

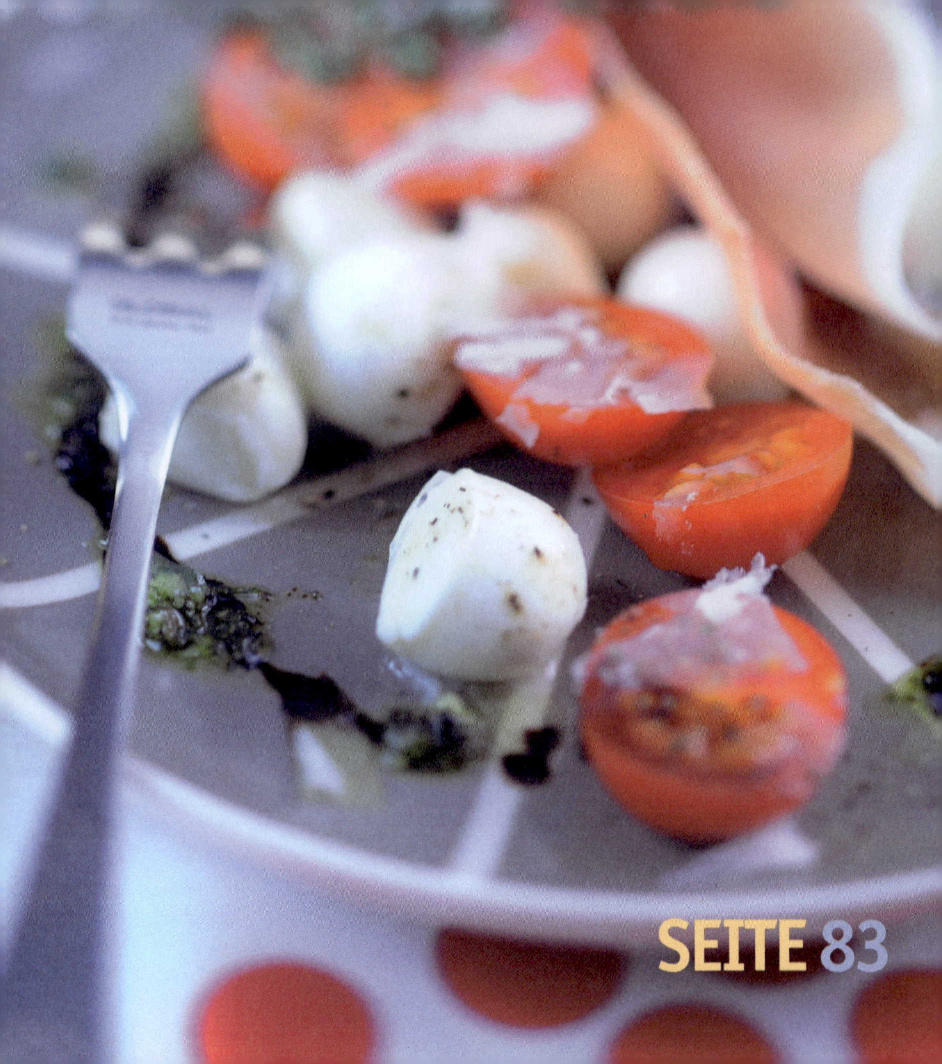

Tagesplan 2, Ziel: Muskelaufbau

Ihr Ziel ist es, Muskeln aufzubauen? Dann empfehlen wir Ihnen mehrere eiweißreiche Mahlzeiten am Tag sowie ein Proteinriegel vor und ein Eiweißshake direkt nach dem Krafttraining. Der folgende eiweißreiche Plan enthält durchschnittlich 2.800 Kilokalorien, die sich aus 30 Prozent Eiweiß (= 200 Gramm), 22 Prozent Kohlenhydraten und 48 Prozent Fett zusammensetzen.

Frühstück

Rührei mit Tomaten, dazu 1 Apfel und Milchkaffee

- **Eiweiß:** 3 Eier *plus*
- **Wasser und Ballaststoffe:** 150 g Cherrytomaten *plus* 1 kleiner Apfel *plus*
- **Fett:** 1 EL Rapsöl *plus*
- **Kohlenhydrate:** 1 Scheibe Vollkornbrot (50 g) *plus* 2 Tassen Milchkaffee

Warme Mahlzeit

- **Wasser und Ballaststoffe:** 300–400 g Gemüse, Salat, Pilze *plus*
- **Eiweiß:** 200 g Fisch, Fleisch, Milchprodukte, 100 g Käse oder 3 Eier *plus*
- **Fett:** 2 EL Öl, 2 EL Butter oder 20 g Kerne bzw. Nüsse

Beispiel:
200 g gebratene Putenbrust plus 350 g Zucchinipfanne

Vor dem Training
1 (40 g) Proteinriegel

Sofort nach dem Training
500 ml Eiweißshake (Molkenprotein)

Kalte Mahlzeit

- **Wasser und Ballaststoffe:** 300–400 g Gemüse, Salat oder 150 g Obst *plus*
- **Eiweiß:** 250–300 g Fisch, Schinken, Milchprodukte, 120 g Käse oder 3 Eier *plus*
- **Fett:** 2 EL Öl, 2 EL Butter oder 50–80 g Oliven *plus*
- **Kohlenhydrate:** 1 Scheibe Vollkornbrot

Beispiel:
Pikanter Hüttenkäse aus 350 g Gemüse (Tomaten, Lauchzwiebeln, Chili) plus 300 g Hüttenkäse plus 1 EL Öl und 25 g Oliven plus 1 Scheibe Brot

Dieser eiweißreiche Tagesplan enthält:
200 g Eiweiß; 11,9 g Leucin; 1,8 g Tryptophan; 8,2 g Arginin; 27 g Glutaminsäure

Tagesplan 3, Ziel: Abnehmen

Sie möchten überflüssige Pfunde verlieren? Dann hilft Ihnen dieser eiweißreiche Bauch-Weg-Plan. Dieser enthält durchschnittlich 1.500 Kilokalorien, die sich aus 30 Prozent Eiweiß (= 110 Gramm), 22 Prozent Kohlenhydrate und 48 Prozent Fett zusammensetzen.

Frühstück
Früchte mit Quark, dazu Nüsse und Kaffee/Tee mit Milch

- **Wasser und Ballaststoffe:** 150 g Obst (z. B. Beeren) *plus*
- **Eiweiß:** 250 g Magerquark *plus*
- **Fett:** 20 g Haselnüsse *plus*
- **Kohlenhydrate:** 1 TL Honig *plus* 2 Tassen Kaffee/Tee mit Milch

Warme Mahlzeit

- **Wasser und Ballaststoffe:** 300–400 g Gemüse, Salat, Pilze *plus*
- **Eiweiß:** 150 g Fisch, Fleisch, Milchprodukte, 80 g Käse oder 2 Eier *plus*
- **Fett:** 1 EL Öl, 1 EL Butter oder 10 g Kerne bzw. Nüsse *plus*
- **Kohlenhydrate:** 1 dünne Scheibe Vollkornbrot

Beispiel:
Gemüsepfanne mit Fetawürfeln aus 350 g Gemüse (Zucchini, Auberginen, Paprika) plus 1 EL Olivenöl plus 80 g Fetakäse plus 1 dünne Scheibe Brot

Kalte Mahlzeit

- **Wasser- & Ballaststoffe:** 300 g Gemüse, Salat oder 150 g Obst *plus*
- **Eiweiß:** 150 g Fisch, Fleisch, Milchprodukte, 80 g Käse oder 2 Eier *plus*
- **Fett:** 1 EL Öl, 1 EL Butter oder 10 g Kerne bzw. Nüsse

Beispiel:
Thunfisch-Tomaten-Salat aus 150 g Thunfisch (im eigenen Saft) plus 150 g Tomaten und 150 g Gurken plus 1 EL Olivenöl

Dieser eiweißreiche Tagesplan enthält:
110 g Eiweiß; 9,4 g Leucin; 1,6 g Tryptophan; 5,8 g Arginin; 21,6 g Glutaminsäure

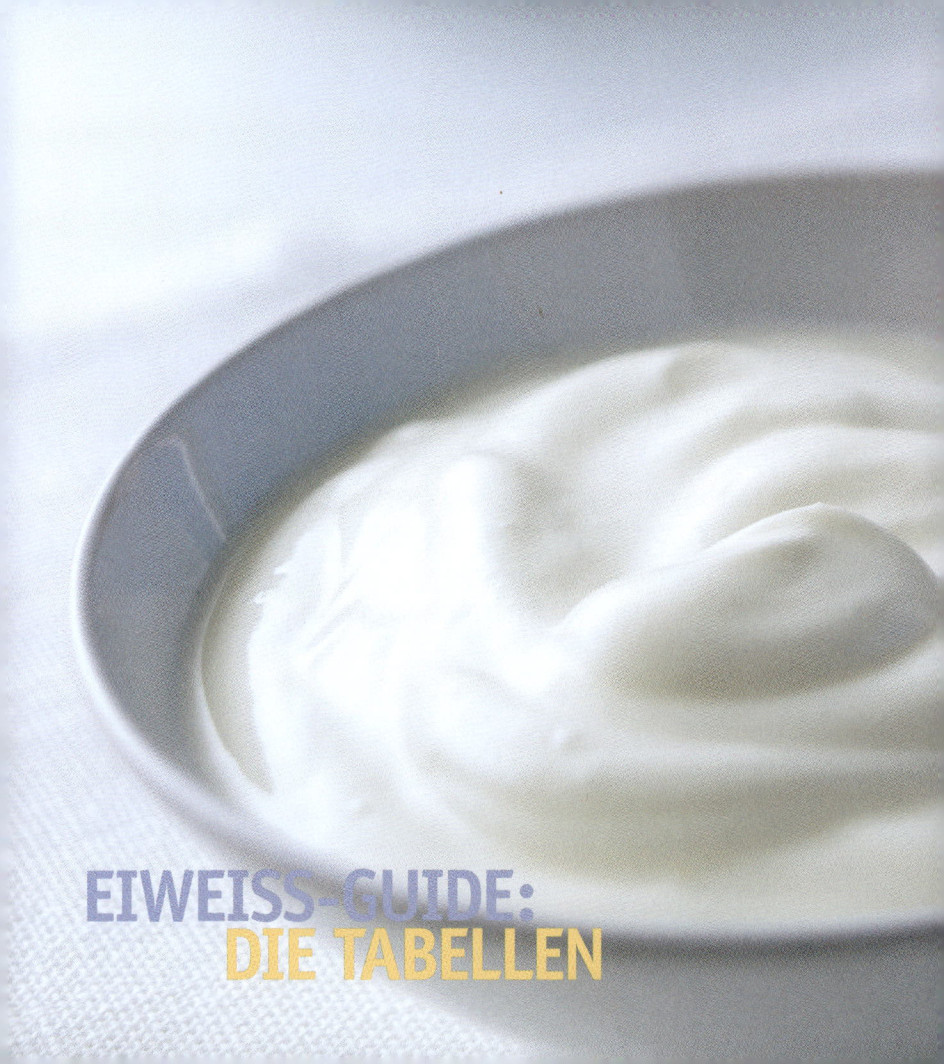

EIWEISS-GUIDE: DIE TABELLEN

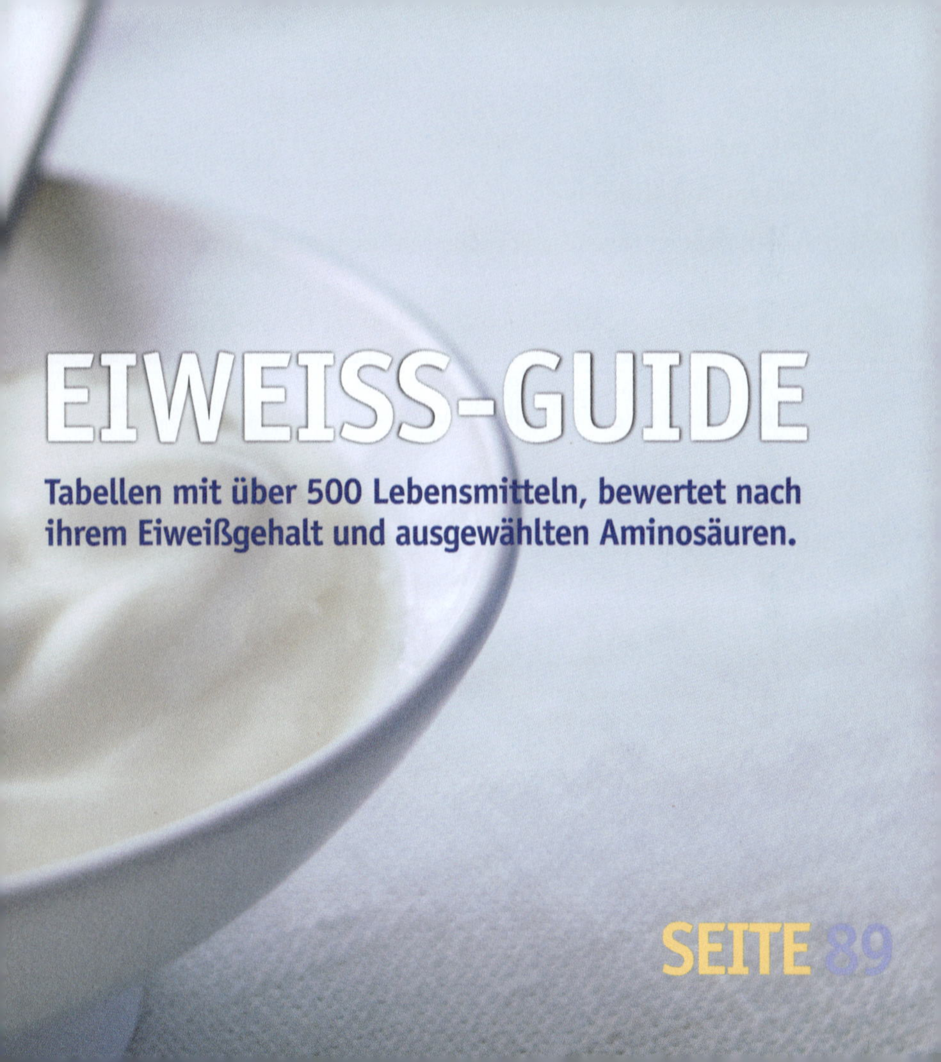

EIWEISS-GUIDE

Tabellen mit über 500 Lebensmitteln, bewertet nach ihrem Eiweißgehalt und ausgewählten Aminosäuren.

SEITE 89

Die Tabellen

Allgemeine Hinweise

In den Tabellen finden Sie über 500 Lebensmittel und Ergänzungen mit Angaben zu ihrem

- Kaloriengehalt (kcal) pro 100 Gramm (g) Lebensmittel
- Eiweißgehalt (g) pro 100 Gramm (g) Lebensmittel
- Eiweißgehalt (g) pro Portion
- Farbliche Bewertung des Lebensmittels nach dem Arginingehalt
- Farbliche Bewertung des Lebensmittels nach dem Leucingehalt
- Farbliche Bewertung des Lebensmittels nach dem Gutamin-/Glutaminsäuregehalt
- Farbliche Bewertung des Lebensmittels nach dem Tryptophangehalt

Bewertung des Eiweißgehalts im Lebensmittel

- Eiweißreiche Lebensmittel sind mit grünen Zahlen gekennzeichnet
- Lebensmittel mit mittlerem Eiweißgehalt sind mit gelben Zahlen gekennzeichnet
- Lebensmittel mit niedrigem Eiweißgehalt sind mit roten Zahlen gekennzeichnet

EIWEISS-GUIDE: DIE TABELLEN

Bewertung des Argininegehalts im Lebensmittel

- ■■■ Argininreich = Lebensmittel mit einem Argininegehalt von über 300 mg/Portion
- ■■■ Mittlerer Argininegehalt = Lebensmittel mit einem Argininegehalt von 200–300 mg/Portion
- ■■■ Argininarm = Lebensmittel mit einem Argininegehalt unter 200 mg/Portion

Bewertung des Glutaminsäure-/Glutamingehalts im Lebensmittel

- ■■■ Glutaminsäurereich = Lebensmittel mit einem Glutaminsäuregehalt von über 1,0 g/Portion
- ■■■ Mittlerer Glutaminsäuregehalt = Lebensmittel mit einem Glutaminsäuregehalt von 0,5–1,0 g/Portion
- ■■■ Glutaminsäurerarm = Lebensmittel mit einem Glutaminsäuregehalt unter 0,5 g/Portion

Hinweis: Glutamin und Glutaminsäure!

Der Bundeslebensmittelschlüssel weist die Glutaminsäure, nicht aber Glutamin aus. Glutaminsäure wird im Rahmen des Proteinstoffwechsels im menschlichen Körper zu Glutamin umgewandelt. Die Menge an Glutaminsäure entspricht 1:1 der Menge an Glutamin. Im Eiweiß-Guide wird somit die Glutaminsäure bewertet.

Bewertung des Leucingehalts im Lebensmittel

- ■■■ Leucinreich = Lebensmittel mit einem Leucingehalt von über 1,0 g/Portion
- ■■■ Mittlerer Leucingehalt = Lebensmittel mit einem Leucingehalt von 0,5–1,0 g/Portion
- ■■■ Leucinarm = Lebensmittel mit einem Leucingehalt von unter 0,5 g/Portion

Bewertung des Tryptophangehalts im Lebensmittel

- ■■■ Tryptophanreich = Lebensmittel mit einem Tryptophangehalt von über 100 mg/100 g
- ■■■ Mittlerer Tryptophangehalt = Lebensmittel mit einem Tryptophangehalt von 75–100 mg/100 g
- ■■■ Tryptophanarm= Lebensmittel mit einem Tryptophangehalt von unter 75 mg/100 g

Hinweis:
Die in den Tabellen angegebene Tryptophanmenge entspricht nicht automatisch der Tryptophanverfügbarkeit (siehe Seite 40).

EIWEISS-GUIDE: DIE TABELLEN

Schneller Überblick – symbolische Bewertung:

- Anhand der Symbole können Sie schnell erkennen, welche positiven Wirkungen die einzelnen Lebensmittel **ausschließlich bezogen auf die vier Aminosäuren** in Ihrem Körper entfalten.
- Gerichte und Mahlzeiten sind von der Bewertung ausgeschlossen!

Aminosäure	Funktion	Symbol
Arginin	Herz	
Leucin	Sportliche Leistungsfähigkeit	
Glutamin	Immunbooster	
Tryptophan	Gute Laune	

Quellen:
Bundeslebensmittelschlüssel (BLS) 2.3., eigene Rezepte sowie Herstellerangaben. Die Angaben der Nahrungsergänzungen wurden jeweils von der Website der Hersteller entnommen. Nährwertproduktangaben: Stand Januar 2014.

Abkürzungen:
k. A. = keine Angabe, GS = Glutaminsäure

Eiweißpräparate

Darreichungsform	Hersteller	Name
Allgemeine Bewertung		
Pulver	Almased	Almased
Pulver	Body Attack	Casein Protein
Pulver	Body Attack	Extreme Whey Deluxe
Pulver	Body Attack	Power Protein 90
Pulver	Bodymed	SANA-FIT PREMIUM (Bsp. Schoko*)
Pulver	Bodymed	SANA-FIT SOJA Vanille (vegan)
Pulver	Bodymed	SANA-PRO PREMIUM SUPPEN (Bsp. Asia-Curry*)
Pulver	Bodymed	SANA-PRO PREMIUM EIWEISSREICHE CREMESPEISE (Bsp. Mousse au Chocolat*)
Pulver	Bodymed	SANA-PRO PERFORMANCE POWERSHAKE Schoko
Pulver	Thanaka	HEPAFAST
Pulver	Champ	Protein 90 Shake
Pulver	dm	Sportness, Das gesunde Plus Eiweiß
Pulver	Forever young	Power Eiweiß Plus
Pulver	inkosport	X-TREME Whey Protein
Pulver	inkosport	Muscle 85
Pulver	inkosport	Protein Shake

EIWEISS-GUIDE: EIWEISSPRÄPARATE

* Im Rahmen einer Low-Carb-Ernährung sollten die Lebensmittel nur in moderater Menge gegessen werden!

Portion (g oder ml)	kcal/100 g	Eiweiß g/100g	Kohlenhydrate g/100 g	Fett g/100 g	Leucin g/100 g	Verzehrsempfehlung	kcal/Portion	Eiweiß g/Portion	Kohlenhydrate g/Portion	Fett g/Portion
30	354	53,3	30,5	2,0	■■■	k. A.	106	16,0	9,2	0,6
30	372	86,9	1,7	1,0	■■■	k. A.	112	26,1	0,5	0,3
30	387	82,9	16,8	6,0	■■■	vor/nach	116	24,9	5,0	1,8
30	369	82,0	4,6	4,6	■■■	vor/nach	111	24,6	1,4	1,4
22,5	416	70,0	7,6	9,1	9,6	Mahlzeitenersatz	265	27,5	18,5	7,7
22,5	382	70,1	17,0	3,7	8,2	Mahlzeitenersatz	222	26,3	12,6	7,1
60	386	45,0	27,8	9,0	4,2	Mahlzeitenersatz	231	27,0	16,7	5,4
30	358	67,9	13,0	2,6	9,1	Mahlzeitenersatz	202	27,2	13,7	3,8
22,5	343	70,0	6,7	1,8	7,3	Mahlzeitenersatz	245	28,0	19,0	5,6
30	324	51,0	5,8	4,8	9,6	Mahlzeitenersatz	262	27,0	19,0	7,0
30	380	86,0	3,3	2,5	■■■	nach	114	25,8	1,0	0,8
30	375	86,0	4,1	1,6	k. A.	k. A.	113	25,8	1,2	0,5
30	374	80,0	2,0	3,0	■■■	k. A.	112	24,0	0,6	0,9
30	354	80,0	4,7	2,0	■■■	nach	106	24,0	1,4	0,6
30	362	85,0	1,5	1,5	■■■	nach	109	25,5	0,5	0,5
25	329	60,0	7,5	0,7	■■■	nach	82	15,0	1,9	0,2

Eiweißpräparate

Darreichungsform	Hersteller	Name
Pulver	inkosport	Pro 80
Pulver	inkosport	Pro 80 Classic Pur
Pulver	Isostar	High Protein 90
Pulver	Multinorm (Aldi süd)	Power Eiweiß Shake
Pulver	Multipower	Re-Charge Drink
Pulver	MyProtein	Total Protein
Pulver	Powerbar	Protein plus 80%
Pulver	Powerbar	Protein Plus 92%
Pulver	Powerbar	All in one
Pulver	Powerbar	Protein Recovery Drink
Pulver	Powerbar	Muscle up
Pulver	Powerbar	Whey Isolate
Pulver	Powersystem	Whey Protein 80
Pulver	Powersystem	Protein 90 plus
Pulver	Powersystem	Protein Shake
Pulver	Powersystem	Triple Whey
Pulver	Slim System	Whey Protein 80 Vanille

EIWEISS-GUIDE: EIWEISSPRÄPARATE

Portion (g oder ml)	kcal/100 g	Eiweiß g/100g	Kohlenhydrate g/100 g	Fett g/100 g	Leucin g/100 g	Verzehrsempfehlung	kcal/Portion	Eiweiß g/Portion	Kohlenhydrate g/Portion	Fett g/Portion
25	368	80,0	10,0	0,8	■■■	nach	92	20,0	2,5	0,2
25	366	80,0	13,0	0,8	■■■	nach	92	20,0	3,3	0,2
30	372	82,0	5,1	2,3	k. A.	vor/nach	112	24,6	1,5	0,7
30	385	81,0	6,7	3,2	k. A.	k. A.	116	24,3	2,0	1,0
45	377	18,5	73,0	0,2	■■■	nach	170	8,3	32,9	0,1
60	345	78,0	4,0	4,2	k. A.	k. A.	207	46,8	2,4	2,5
30	367	80,0	8,0	11,6	k. A.	nach	110	24,0	2,4	3,5
30	371	87,2	2,0	1,2	■■■	nach	111	26,2	0,6	0,4
60	376	38,0	50,1	0,9	■■■	nach	226	22,8	30,1	0,5
55	372	20,1	70,5	0,8	k. A.	nach	205	11,1	38,8	0,4
125	372	20,1	70,5	0,8	k. A.	nach	465	25,1	88,1	1,0
30	376	80,0	9,1	0,2	■■■	vor/nach	113	24,0	2,7	0,1
30	403	75,0	8,5	7,8	■■■	k. A.	121	22,5	2,6	2,3
30	374	88,0	2,4	1,3	■■■	nach	112	26,4	0,7	0,4
30	371	70,0	17,0	2,2	k. A.	k. A.	111	21,0	5,1	0,7
30	383	76,0	7,7	4,9	■■■	k. A.	115	22,8	2,3	1,5
30	376	80,0	7,5	2,9	k. A.	k. A.	113	24,0	2,3	0,9

Eiweißpräparate

Darreichungsform	Hersteller	Name
Pulver	Weider	Protein 80 Plus
Laktosefrei		
Pulver	Body attack	100% reines Egg Protein
Pulver	Body attack	Extreme ISO Whey Professional
Pulver	Body attack	Extreme Whey Deluxe
Pulver	Inkosport	Soja Plus
Pulver	Multipower	Soya Protein
Laktosefrei und vegan		
Pulver	Inkosport	Protein Shake latte macchiato/vanille
Pulver	Peak	Soy Protein
Pulver	Multipower	Soya Protein
Pulver	MyProtein	Vegan Blend
Pulver	Weider	Soy 80+ Protein
Riegel	Body Attack	Carb-Control Proteinriegel
Riegel	Body Attack	MET-Rx Big 100 Colossal
Riegel	Body Attack	Milk Bar Proteinriegel
Riegel	Bodymed	SANA-PRO PREMIUM EIWEISSRIEGEL (Bsp. Schoko*)
Riegel	Bodymed	SANA-PRO PERFORMANCE POWERRIEGEL Kokos

EIWEISS-GUIDE: EIWEISSPRÄPARATE

* Im Rahmen einer Low-Carb-Ernährung sollten die Lebensmittel nur in moderater Menge gegessen werden!

Portion (g oder ml)	kcal/100 g	Eiweiß g/100g	Kohlenhydrate g/100 g	Fett g/100 g	Leucin g/100 g	Verzehrsempfehlung	kcal/Portion	Eiweiß g/Portion	Kohlenhydrate g/Portion	Fett g/Portion
30	375	83,6	6,1	1,8	k. A.	k. A.	113	25,1	1,8	0,5
25	361	82,0	8,0	0,1	k. A.	vor/nach	90	20,5	2,0	0,0
30	387	91,0	3,7	0,9	■■■	vor/nach	116	27,3	1,1	0,3
30	387	82,9	7,9	3,9	■■■	vor/nach	116	24,9	2,4	1,2
25	368	80,0	3,5	3,6	k. A.	k. A.	92	20,0	0,8	0,9
25	374	81,0	1,8	4,0	k. A.	nach	94	20,3	0,5	1,0
25	372	80,0	3,5	3,5	■■■	nach	93	20,0	0,9	0,9
30	360	90,0	0,5	0,5	■■■	k. A.	108	27,0	0,2	0,2
25	374	81,0	1,8	4,0	k. A.	nach	94	20,3	0,5	1,0
30	377	75,0	3,7	0,9	k. A.	k. A.	113	22,5	1,1	0,3
30	380	80,1	4,9	3,4	k. A.	k. A.	114	24,0	1,5	1,0
100	394	45,0	22,0	16,0	k. A.	k. A.	394	45,0	22,0	16,0
100	410	32,0	43,0	14,0	k. A.	k. A.	410	32,0	43,0	14,0
35	405	25,0	46,0	13,0	k. A.	k. A.	142	8,8	16,1	4,6
60	323	40,0	19,0	8,2	k. A.	k. A.	194	24,0	11,6	4,9
60	351	40,0	16,5	12,0	k. A.	k. A.	211	24,0	9,9	7,2

Eiweißpräparate

Darreichungsform	Hersteller	Name
Riegel	Champ	High Protein Bar 45 %
Riegel	Das gesunde Plus	Molke Riegel Heidelbeer
Riegel	High 5	Protein Bar
Riegel	inkosport	Active Blueberry-Yoghurt
Riegel	inkosport	Protein Flash
Riegel	inkosport	x-treme Protein XXL
Riegel	inkosport	Protein Cruncher
Riegel	Isostar	High Protein 25 Riegel
Riegel	Multipower	50 % Protein Bar
Riegel	Multipower	Power Pack
Riegel	Multipower	L-Carnitin Bar
Riegel	Powerbar	Protein Plus Minerals
Riegel	Powerbar	Protein Plus + Carnitin
Riegel	Powerbar	Protein reduced in carbs
Riegel	Powerbar	Muscle up Bar
Riegel	Powerbar	Protein Plus 30 %
Riegel	Powersystem	High Protein Bar

Portion (g oder ml)	kcal/100 g	**Eiweiß** g/100g	**Kohlenhydrate** g/100 g	**Fett** g/100 g	**Leucin** g/100 g	Verzehrsempfehlung	kcal/Portion	**Eiweiß** g/Portion	**Kohlenhydrate** g/Portion	**Fett** g/Portion
45	318	45,0	30,0	6,8	k. A.	k. A.	143	20,3	13,5	3,1
35	400	16,0	46,0	15,0	k. A.	k. A.	140	5,6	16,1	5,3
50	374	48,0	27,0	8,0	k. A.	k. A.	187	24,0	13,5	4,0
35	397	26,0	44,0	12,0	k. A.	vor/während/nach	139	9,1	15,4	4,2
65	386	32,0	41,5	10,9	k. A.	vor/während/nach	251	20,8	27,0	7,1
100	413	30,0	40,0	15,0	k. A.	k. A.	413	30,0	40,0	15,0
65	375	34,0	29,0	11,0	k. A.	nach	244	22,1	18,9	7,2
25	367	48,5	25,1	8,9	k. A.	vor	92	12,1	6,3	2,2
50	360	50,0	25,0	9,8	k. A.	vor/während/nach	180	25,0	12,5	4,9
35	389	28,0	45,0	10,6	k. A.	vor/während/nach	136	9,8	15,8	3,7
35	341	25,0	36,0	8,9	k. A.	vor/während/nach	119	8,8	12,6	3,1
35	437	20,0	47,0	19,3	k. A.	nach	153	7,0	16,5	6,8
35	395	18,5	53,3	11,5	k. A.	nach	138	6,5	18,7	4,0
35	379	16,5	23,8	20,5	k. A.	nach	133	5,8	8,3	7,2
90	390	34,4	25,0	14,3	■■■	nach	351	31,0	22,5	12,9
55	388	30,3	43,8	10,5	k. A.	nach	213	16,7	24,1	5,8
35	386	32,0	43,0	10,0	k. A.	k. A.	135	11,2	15,1	3,5

Eiweißpräparate

Darreichungsform	Hersteller	Name
Riegel	Powersystem	Protein Deluxe Bar
Riegel	Powersystem	Professional Eiweiss Riegel
Shake	Schneekoppe	Vitasan Slim
Shake	Body Attack	MET-Rx RTD 55 Protein Drink
Shake	Body Attack	Protein Drink
Shake	Body Attack	Low Carb Protein Shake
Shake	inkosport	Carbo Prot
Shake	inkosport	Protein Drink
Shake	Multipower	55 g Protein Shake
Shake	Multipower	Fit Protein
Shake	Multipower	Fitness Shake
Shake	Multipower	Whey Protein Drink
Shake	Naturwohl Pharma GmbH	Yokebe Shake
Shake	Powerbar	Protein Plus Drink
Shake	Power System	Protein 90 neutral Shake
Shake	Power System	Protein Vanilleshake
Shake	Power System	Professional Eiweiß

EIWEISS-GUIDE: EIWEISSPRÄPARATE

Portion (g oder ml)	kcal/100 g	**Eiweiß** g/100g	**Kohlenhydrate** g/100 g	**Fett** g/100 g	**Leucin** g/100 g	Verzehrsempfehlung	kcal/Portion	**Eiweiß** g/Portion	**Kohlenhydrate** g/Portion	**Fett** g/Portion
45	425	26,0	48,0	14,0	k. A.	k. A.	191	11,7	21,6	6,3
45	400	35,0	41,0	12,0	k. A.	k. A.	180	15,8	18,5	5,4
25	392	63,0	13,0	8,7	■■■	k. A.	98	15,8	3,3	2,2
500	50	11,0	2,0	0,2	k. A.	k. A.	250	55,0	10,0	1,0
500	89	11,0	10,6	0,3	k. A.	k. A.	445	55,0	53,0	1,5
250	55	10,0	3,0	0,3	k. A.	vor/nach	138	25,0	7,5	0,8
500	111	10,4	15,2	1,0	k. A.	nach	555	52,0	76,0	5,0
500	58	10,0	4,0	0,2	■■■	nach	290	50,0	20,0	1,0
500	90	11,0	10,6	0,3	k. A.	nach	450	55,0	53,0	1,5
500	84	10,6	10,0	0,2	k. A.	nach	420	53,0	50,0	1,0
330	56	7,6	5,1	0,5	k. A.	nach	185	25,1	16,8	1,5
500	27	6,0	0,1	0,1	k. A.	während/nach	135	30,0	0,5	0,5
240	120	13,3	11,3	2,3	k. A.	k. A.	288	31,9	27,1	5,5
500	91	10,0	12,0	0,3	k. A.	nach	455	50,0	60,0	1,5
330	76	11,2	5,0	1,6	k. A.	k. A.	251	37,0	16,5	5,3
330	76	9,4	6,0	1,7	k. A.	k. A.	251	31,0	19,8	5,6
330	77	10,3	5,2	1,8	k. A.	k. A.	254	34,0	17,2	5,9

Eier und Fleisch

1 Ei (Größe M) = 60 g

Eier	kcal/100 g	**Eiweiß** g/100g	**Eiweiß** g/Portion	**Arginin** g/Portion	**Glutamin** g/Portion	**Leucin** g/Portion	**Tryptophan** g/Portion	Bewertung
Hühnerei	154	12,9	7,7	■■■	■■■	■■■	■■■	♥ ❂ ☺
Eigelb	348	16,1	3,2	■■■	■■■	■■■	■■■	♥ ❂ ☺
Eiweiß	50	11,1	3,9	■■■	■■■	■■■	■■■	♥ ❂ ☺

1 Portion = 150 g

Fleisch	kcal/100 g	**Eiweiß** g/100g	**Eiweiß** g/Portion	**Arginin** g/Portion	**Glutamin** g/Portion	**Leucin** g/Portion	**Tryptophan** g/Portion	Bewertung
Hackfleisch (Schwein)	250	17,8	26,7	■■■	■■■	■■■	■■■	♥ ✤ ❂ ☺
Hackfleisch (gemischt)	230	18,5	27,8	■■■	■■■	■■■	■■■	♥ ✤ ❂ ☺
Kalbsbraten	125	19,3	29,0	■■■	■■■	■■■	■■■	♥ ✤ ❂ ☺
Kalbsschnitzel	112	21,0	31,5	■■■	■■■	■■■	■■■	♥ ✤ ❂ ☺
Kalbssteak	105	20,2	30,3	■■■	■■■	■■■	■■■	♥ ✤ ❂ ☺
Rindergulasch	155	19,6	29,4	■■■	■■■	■■■	■■■	♥ ✤ ❂ ☺
Rinderfilet (Lende)	152	21,2	31,8	■■■	■■■	■■■	■■■	♥ ✤ ❂ ☺
Rindersteak/Roastbeef	146	22,0	33,0	■■■	■■■	■■■	■■■	♥ ✤ ❂ ☺
Rinderrouladen	148	20,0	30,0	■■■	■■■	■■■	■■■	♥ ✤ ❂ ☺
Schweinebauch	320	16,0	24,0	■■■	■■■	■■■	■■■	♥ ✤ ❂ ☺
Schweinebraten	177	19,9	29,9	■■■	■■■	■■■	■■■	♥ ✤ ❂ ☺

EIWEISS-GUIDE: EIER UND FLEISCH

Eier und Fleisch

	kcal/100 g	Eiweiß g/100g	Eiweiß g/Portion	Arginin g/Portion	Glutamin g/Portion	Leucin g/Portion	Tryptophan g/Portion	Bewertung
Eisbein	178	20,4	30,6	■■■	■■■	■■■	■■■	♥ ☘ ⊛ ☺
Schweinekotelett	170	20,5	30,8	■■■	■■■	■■■	■■■	♥ ☘ ⊛ ☺
Schweinenacken	199	19,6	29,4	■■■	■■■	■■■	■■■	♥ ☘ ⊛ ☺
Schweineschnitzel	136	21,2	31,8	■■■	■■■	■■■	■■■	♥ ☘ ⊛ ☺
Schweineschwarte	135	30,0	45,0	■■■	■■■	■■■	■■■	♥ ☘ ⊛ ☺
Lammkotelett	200	24,9	37,4	■■■	■■■	■■■	■■■	♥ ☘ ⊛ ☺
Lammfilet	150	28,8	43,2	■■■	■■■	■■■	■■■	♥ ☘ ⊛ ☺
Tartar	113	21,4	32,1	■■■	■■■	■■■	■■■	♥ ☘ ⊛ ☺
Wild								
Fasan	135	22,0	33,0	■■■	■■■	■■■	■■■	♥ ☘ ⊛ ☺
Hase	116	22,0	33,0	■■■	■■■	■■■	■■■	♥ ☘ ⊛ ☺
Hirsch	113	20,6	30,9	■■■	■■■	■■■	■■■	♥ ☘ ⊛ ☺
Kaninchen	146	19,3	29,0	■■■	■■■	■■■	■■■	♥ ☘ ⊛ ☺
Reh	122	22,4	33,6	■■■	■■■	■■■	■■■	♥ ☘ ⊛ ☺
Geflügel								
Brathähnchen	166	19,9	29,9	■■■	■■■	■■■	■■■	♥ ☘ ⊛ ☺
Ente	225	18,1	27,2	■■■	■■■	■■■	■■■	♥ ☘ ⊛ ☺
Gans	338	15,7	23,6	■■■	■■■	■■■	■■■	♥ ☘ ⊛ ☺
Poularde	240	19,0	28,5	■■■	■■■	■■■	■■■	♥ ☘ ⊛ ☺
Pute, Hähnchenfleisch	216	20,6	30,9	■■■	■■■	■■■	■■■	♥ ☘ ⊛ ☺
Putenbrust	107	24,1	36,2	■■■	■■■	■■■	■■■	♥ ☘ ⊛ ☺

Eier und Fleisch	kcal/100 g	**Eiweiß** g/100g	**Eiweiß** g/Portion	**Arginin** g/Portion	**Glutamin** g/Portion	**Leucin** g/Portion	**Tryptophan** g/Portion	Bewertung
Putenschenkel, -keule, -schlegel	155	18,9	28,4	■■■	■■■	■■■	■■■	♥ ♣ ⚽ ☺
Suppenhuhn	257	19,0	28,5	■■■	■■■	■■■	■■■	♥ ♣ ⚽ ☺
Taube	226	16,4	24,6	■■■	■■■	■■■	■■■	♥ ♣ ⚽ ☺
Wachtel	175	22,4	33,6	■■■	■■■	■■■	■■■	♥ ♣ ⚽ ☺
Innereien								
Leber	139,0	20,5	30,8	■■■	■■■	■■■	■■■	♥ ♣ ⚽ ☺
Niere	96,5	15,7	23,6	■■■	■■■	■■■	■■■	♥ ♣ ⚽ ☺
Zunge	195	16,0	24,0	■■■	■■■	■■■	■■■	♥ ♣ ⚽ ☺

EIWEISS-GUIDE: EIER UND FLEISCH

Wurst- und Fleischwaren

1 Portion = 30 g

	kcal/100 g	Eiweiß g/100g	Eiweiß g/Portion	Arginin g/Portion	Glutamin g/Portion	Leucin g/Portion	Tryptophan g/Portion	Bewertung
Rohwurst								
Cabanossi	451	15,2	5,1	■■■	■■■	■■■	■■■	
Cervelatwurst	369	20,1	6,0	■■■	■■■	■■■	■■■	♥
Debreziner	330	15,6	4,7	■■■	■■■	■■■	■■■	
Geflügelsalami	361	21,5	6,5	k. A.	k. A.	k. A.	k. A.	
Katenrauchwurst	365	20,0	6,0	■■■	■■■	■■■	■■■	♥
Landjäger	456	15,2	4,6	■■■	■■■	■■■	■■■	
Mettwurst	413	13,5	4,1	■■■	■■■	■■■	■■■	
Salami	360	19,7	5,9	■■■	■■■	■■■	■■■	♥
Schinkenwurst	294	11,5	3,5	■■■	■■■	■■■	■■■	
Teewurst	367	14,4	4,3	■■■	■■■	■■■	■■■	

1 Portion = 30 g

	kcal/100 g	Eiweiß g/100g	Eiweiß g/Portion	Arginin g/Portion	Glutamin g/Portion	Leucin g/Portion	Tryptophan g/Portion	Bewertung
Brühwurst								
Bierschinken	180	18,3	5,5	■■■	■■■	■■■	■■■	♥
Bockwurst	296	15,2	4,6	■■■	■■■	■■■	■■■	
Bratwurst	313	16,3	4,9	■■■	■■■	■■■	■■■	
Fleischkäse	302	14,2	4,3	■■■	■■■	■■■	■■■	
Fleischwurst	326	14,4	4,3	■■■	■■■	■■■	■■■	
Geflügelmortadella	174	21,0	6,3	■■■	■■■	■■■	■■■	♥

Wurst- und Fleischwaren	kcal/100 g	**Eiweiß** g/100g	**Eiweiß** g/Portion	**Arginin** g/Portion	**Glutamin** g/Portion	**Leucin** g/Portion	**Tryptophan** g/Portion	Bewertung
Gelbwurst	285	11,3	3,4	■■■	■■■	■■■	■■■	
Jagdwurst	218	16,8	5,0	■■■	■■■	■■■	■■■	♥
Knackwurst	283	12,7	3,8	■■■	■■■	■■■	■■■	
Leberkäse	269	17,4	5,2	■■■	■■■	■■■	■■■	♥
Lyoner Wurst	267	13,0	3,9	■■■	■■■	■■■	■■■	
Mortadella	308	12,0	3,6	■■■	■■■	■■■	■■■	
Putenbrust	107	24,1	7,2	■■■	■■■	■■■	■■■	♥
Tiroler	155	23,4	7,0	■■■	■■■	■■■	■■■	♥
Weißwurst	270	14,5	4,4	■■■	■■■	■■■	■■■	
Wiener	304	14,4	4,3	■■■	■■■	■■■	■■■	

1 Portion = 30 g

Kochwurst								
Blutwurst	344	15,7	4,7	■■■	■■■	■■■	■■■	
Bremer Pinkel	210	9,9	3,0	■■■	■■■	■■■	■■■	
Leberwurst	328	15,2	4,6	■■■	■■■	■■■	■■■	
Pfälzer Saumagen	158	16,9	5,1	■■■	■■■	■■■	■■■	♥
Schwartemagen	181	19,5	5,9	■■■	■■■	■■■	■■■	♥
Sülzwürste	171	23,5	7,1	■■■	■■■	■■■	■■■	♥
Zwiebelwurst	266	12,3	3,7	■■■	■■■	■■■	■■■	

EIWEISS-GUIDE: WURST-/FLEISCHWAREN

Wurst- und Fleischwaren

1 Portion = 30 g

Speck und Schinken	kcal/100 g	**Eiweiß** g/100g	**Eiweiß** g/Portion	**Arginin** g/Portion	**Glutamin** g/Portion	**Leucin** g/Portion	**Tryptophan** g/Portion	Bewertung
Frühstücksspeck, Bacon	145	17,5	5,3	■■■ grün	■■■ rot	■■■ gelb	■■■ rot	♥
Lachsschinken	116	18,3	5,5	■■■ grün	■■■ rot	■■■ gelb	■■■ rot	♥
Schweinebauchspeck	796	2,9	0,9	■■■ rot	■■■ rot	■■■ rot	■■■ rot	
Schinkenspeck	152	20,7	6,2	■■■ grün	■■■ rot	■■■ gelb	■■■ rot	♥
Schinken, gekocht	121	19,5	5,9	■■■ grün	■■■ rot	■■■ gelb	■■■ gelb	♥
Schinken, roh (z. B. Parmaschinken)	116	18,3	5,5	■■■ grün	■■■ rot	■■■ gelb	■■■ rot	♥

1 Portion = 30 g

Fleischwaren	kcal/100 g	**Eiweiß** g/100g	**Eiweiß** g/Portion	**Arginin** g/Portion	**Glutamin** g/Portion	**Leucin** g/Portion	**Tryptophan** g/Portion	Bewertung
Corned Beef	141	21,7	6,5	■■■ grün	■■■ gelb	■■■ grün	■■■ gelb	♥
Geflügelpastete	260	20,3	6,1	■■■ grün	■■■ gelb	■■■ gelb	■■■ gelb	♥
Kalbfleischpastete	212	18,5	5,6	■■■ grün	■■■ gelb	■■■ gelb	■■■ rot	♥
Kasseler	172	16,6	5,0	■■■ gelb	■■■ rot	■■■ gelb	■■■ rot	♥
Leberpastete	299	17,9	5,4	■■■ grün	■■■ rot	■■■ gelb	■■■ rot	♥
Sülzen und Aspik	109	19,7	5,9	■■■ grün	■■■ gelb	■■■ gelb	■■■ rot	♥

Fisch und Meerestiere

1 Portion = 150 g

	kcal/100 g	**Eiweiß** g/100g	**Eiweiß** g/Portion	**Arginin** g/Portion	**Glutamin** g/Portion	**Leucin** g/Portion	**Tryptophan** g/Portion	Bewertung
Salzwasserfisch								
Flunder	95	16,5	24,8	■■■	■■■	■■■	■■■	♥ ♣ ⚽ ☺
Heilbutt	97	20,1	30,2	■■■	■■■	■■■	■■■	♥ ♣ ⚽ ☺
Hering	206	18,2	27,3	■■■	■■■	■■■	■■■	♥ ♣ ⚽ ☺
Kabeljau	77	17,4	26,1	■■■	■■■	■■■	■■■	♥ ♣ ⚽ ☺
Leng	83	19,0	28,5	■■■	■■■	■■■	■■■	♥ ♣ ⚽ ☺
Makrele	182	19,0	28,5	■■■	■■■	■■■	■■■	♥ ♣ ⚽ ☺
Matjes	274	18,2	27,3	■■■	■■■	■■■	■■■	♥ ♣ ⚽ ☺
Rotbarsch	107	21,5	32,3	■■■	■■■	■■■	■■■	♥ ♣ ⚽ ☺
Sardelle	102	20,1	30,2	■■■	■■■	■■■	■■■	♥ ♣ ⚽ ☺
Sardine	119	19,4	29,1	■■■	■■■	■■■	■■■	♥ ♣ ⚽ ☺
Scholle	90	17,9	26,9	■■■	■■■	■■■	■■■	♥ ♣ ⚽ ☺
Schwertfisch	116	19,8	29,7	■■■	■■■	■■■	■■■	♥ ♣ ⚽ ☺
Seelachs	96	18,3	27,5	■■■	■■■	■■■	■■■	♥ ♣ ⚽ ☺
Seezunge	83	17,5	26,3	■■■	■■■	■■■	■■■	♥ ♣ ⚽ ☺
Sprotten	214	16,7	25,1	■■■	■■■	■■■	■■■	♥ ♣ ⚽ ☺
Steinbutt	83	16,7	25,1	■■■	■■■	■■■	■■■	♥ ♣ ⚽ ☺
Thunfisch	222	22,0	33,0	■■■	■■■	■■■	■■■	♥ ♣ ⚽ ☺
Thunfisch (aus der Dose)	219	21,7	32,6	■■■	■■■	■■■	■■■	♥ ♣ ⚽ ☺

EIWEISS-GUIDE: FISCH UND MEERESTIERE

Fisch und Meerestiere

	kcal/100 g	**Eiweiß** g/100g	**Eiweiß** g/Portion	**Arginin** g/Portion	**Glutamin** g/Portion	**Leucin** g/Portion	**Tryptophan** g/Portion	Bewertung
Süßwasserfisch								
Aal	266	18,0	27,0	■■■	■■■	■■■	■■■	♥ ☘ ⚽ ☺
Bückling	217	19,1	28,7	■■■	■■■	■■■	■■■	♥ ☘ ⚽ ☺
Barsch	93	21,4	32,1	■■■	■■■	■■■	■■■	♥ ☘ ⚽ ☺
Forelle	113	20,6	30,9	■■■	■■■	■■■	■■■	♥ ☘ ⚽ ☺
Hecht	82	18,4	27,6	■■■	■■■	■■■	■■■	♥ ☘ ⚽ ☺
Karpfen	116	18,0	27,0	■■■	■■■	■■■	■■■	♥ ☘ ⚽ ☺
Lachs	131	20,1	30,2	■■■	■■■	■■■	■■■	♥ ☘ ⚽ ☺
Saibling	97	19,2	28,8	■■■	■■■	■■■	■■■	♥ ☘ ⚽ ☺
Schleie	78	17,7	26,6	■■■	■■■	■■■	■■■	♥ ☘ ⚽ ☺
Stint	88	18,0	27,0	■■■	■■■	■■■	■■■	♥ ☘ ⚽ ☺
Wels	162	15,3	23,0	■■■	■■■	■■■	■■■	♥ ☘ ⚽ ☺
Zander	84	19,2	28,8	■■■	■■■	■■■	■■■	♥ ☘ ⚽ ☺
Meerestiere, Schalentiere								
Auster	63	9,0	13,5	■■■	■■■	■■■	■■■	♥ ☘ ⚽ ☺
Flusskrebs	90	18,7	28,1	■■■	■■■	■■■	■■■	♥ ☘ ⚽ ☺
Garnele	102	20,3	30,5	■■■	■■■	■■■	■■■	♥ ☘ ⚽ ☺
Hummer	86	18,8	28,2	■■■	■■■	■■■	■■■	♥ ☘ ⚽ ☺
Jacobsmuschel	77	11,1	16,7	■■■	■■■	■■■	■■■	♥ ☘ ⚽ ☺
Krabben, Shrimps, Nordseekrabben	91	18,6	27,9	■■■	■■■	■■■	■■■	♥ ☘ ⚽ ☺

Fisch und Meerestiere	kcal/100 g	**Eiweiß** g/100g	**Eiweiß** g/Portion	**Arginin** g/Portion	**Glutamin** g/Portion	**Leucin** g/Portion	**Tryptophan** g/Portion	Bewertung
Languste	102	20,6	30,9	■■■	■■■	■■■	■■■	♥ ♣ ⊛ ☺
Miesmuschel	67	9,8	14,7	■■■	■■■	■■■	■■■	♥ ♣ ⊛ ☺
Schnecken	64	12,8	19,2	■■■	■■■	■■■	■■■	♥ ♣ ⊛ ☺
Tintenfisch	81	15,8	23,7	■■■	■■■	■■■	■■■	♥ ♣ ⊛ ☺
Venusmuschel	77	11,1	16,7	■■■	■■■	■■■	■■■	♥ ♣ ⊛ ☺

EIWEISS-GUIDE: FISCH UND MEERESTIERE

Milch und Milchprodukte

	kcal/100 g	**Eiweiß** g/100g	**Eiweiß** g/Portion	**Arginin** g/Portion	**Glutamin** g/Portion	**Leucin** g/Portion	**Tryptophan** g/Portion	Bewertung
1 Glas = 200 ml								
Milch								
Kuhmilch 0,1–3,5 % Fett	36–64	3,4	6,8	■■■	■■■	■■■	■■■	⚽
Ziegenmilch	69	3,4	6,8	■■■	■■■	■■■	■■■	⚽
1 Portion = 10 g								
Milchprodukte								
Kaffeesahne 10 % Fett	117	3,1	0,3	■■■	■■■	■■■	■■■	
Kaffeesahne 30 % Fett	271	2,6	0,3	■■■	■■■	■■■	■■■	
Kaffeeweißer	549	4,0	0,4	■■■	■■■	■■■	■■■	
Kondensmilch 4 % Fett	111	8,8	0,9	■■■	■■■	■■■	■■■	
Molkenpulver	252	10,9	1,1	■■■	■■■	■■■	■■■	
1 Portion = 200 g								
Buttermilch	36	3,2	6,4	■■■	■■■	■■■	■■■	☘ ⚽
Dickmilch (Sauermilch) 1,5–3,5 % Fett	64	3,4	6,8	■■■	■■■	■■■	■■■	☘ ⚽
Hüttenkäse 20 % Fett i. Tr.	102	12,6	3,8	■■■	■■■	■■■	■■■	❤ ☘ ⚽ ☺
Joghurt 0,1 % Fett	38	4,3	8,6	■■■	■■■	■■■	■■■	❤ ☘ ⚽ ☺
Joghurt 1,5 % Fett	46	4,1	8,2	■■■	■■■	■■■	■■■	☘ ⚽
Joghurt 3,5 % Fett	66	3,3	6,6	■■■	■■■	■■■	■■■	☘ ⚽
Joghurt 10 % Fett	118	3,1	6,2	■■■	■■■	■■■	■■■	☘ ⚽

Milch und Milchprodukte	kcal/100 g	**Eiweiß** g/100g	**Eiweiß** g/Portion	**Arginin** g/Portion	**Glutamin** g/Portion	**Leucin** g/Portion	**Tryptophan** g/Portion	Bewertung
Kefir	50	3,3	6,6	■■■	■■■	■■■	■■■	♣ ⚽
Molke (natur)	25	0,8	1,6	■■■	■■■	■■■	■■■	
Quark 0,2% Fett	75	13,5	27,0	■■■	■■■	■■■	■■■	❤ ♣ ⚽ ☺
Quark 20% Fett i. Tr.	100	10,8	21,6	■■■	■■■	■■■	■■■	❤ ♣ ⚽ ☺
Quark 40% Fett i. Tr.	143	9,0	18,0	■■■	■■■	■■■	■■■	❤ ♣ ⚽ ☺
Sahnequark	217	7,1	14,2	■■■	■■■	■■■	■■■	❤ ♣ ⚽ ☺
1 Portion = 30 g								
Crème fraîche 30% Fett	288	2,5	0,8	■■■	■■■	■■■	■■■	
Frischkäse 70% Fett i. Tr.	377	9,6	2,9	■■■	■■■	■■■	■■■	
Frischkäse 0,1% Fett	82	13,4	4,0	■■■	■■■	■■■	■■■	
Ricotta	164	11,3	3,4	■■■	■■■	■■■	■■■	
Sahne 10% Fett	117	3,1	0,9	■■■	■■■	■■■	■■■	
Sahne 30% Fett	288	2,5	0,8	■■■	■■■	■■■	■■■	
Sahne (gezuckert) 30% Fett	311	2,1	0,6	■■■	■■■	■■■	■■■	
Saure Sahne 10% Fett	117	3,1	0,9	■■■	■■■	■■■	■■■	
Schlagsahne 30% Fett	288	2,5	0,8	■■■	■■■	■■■	■■■	
Schmand 20% Fett	205	2,8	0,8	■■■	■■■	■■■	■■■	

EIWEISS-GUIDE: MILCH/MILCHPRODUKTE

Milch und Milchprodukte

	kcal/100 g	**Eiweiß** g/100g	**Eiweiß** g/Portion	**Arginin** g/Portion	**Glutamin** g/Portion	**Leucin** g/Portion	**Tryptophan** g/Portion	Bewertung
Käse								
Appenzeller	294	31,9	9,6	■■■	■■■	■■■	■■■	❤ ☘ ⚽ ☺
Bavaria Blu	349	17,7	5,3	■■■	■■■	■■■	■■■	⚽
Bergkäse	384	29,0	8,7	■■■	■■■	■■■	■■■	☘ ⚽ ☺
Brie	362	16,8	5,0	■■■	■■■	■■■	■■■	
Butterkäse	299	21,7	6,5	■■■	■■■	■■■	■■■	☘ ⚽
Camembert	288	21,0	6,3	■■■	■■■	■■■	■■■	⚽
Cheddar	405	24,7	7,4	■■■	■■■	■■■	■■■	☘ ⚽
Chester	367	27,0	8,1	■■■	■■■	■■■	■■■	☘ ⚽ ☺
Edamer	354	24,8	7,4	■■■	■■■	■■■	■■■	☘ ,⚽
Emmentaler	294	31,9	9,6	■■■	■■■	■■■	■■■	❤ ☘ ⚽ ☺
Esrom	313	22,5	6,8	■■■	■■■	■■■	■■■	☘ ⚽
Feta light	177	23,7	7,1	k. A.	k. A.	k. A.	k. A.	
Gorgonzola	356	19,4	5,8	■■■	■■■	■■■	■■■	
Gouda	365	25,5	7,7	■■■	■■■	■■■	■■■	☘ ⚽
Gryerzer	406	29,0	8,7	■■■	■■■	■■■	■■■	☘ ⚽ ☺
Havarti	322	23,2	7,0	■■■	■■■	■■■	■■■	☘ ⚽
Hirtenkäse	236	17,0	5,1	■■■	■■■	■■■	■■■	
Kochkäse	122	13,8	4,1	■■■	■■■	■■■	■■■	
Limburger	270	23,2	7,0	■■■	■■■	■■■	■■■	☘ ⚽
Mozzarella	255	19,0	5,7	■■■	■■■	■■■	■■■	
Münster	293	21,6	6,5	■■■	■■■	■■■	■■■	⚽

Milch und Milchprodukte	kcal/100 g	Eiweiß g/100g	Eiweiß g/Portion	Arginin g/Portion	Glutamin g/Portion	Leucin g/Portion	Tryptophan g/Portion	Bewertung
Parmesan	440	32,3	9,7	■■■	■■■	■■■	■■■	♥ ♣ ⚽ ☺
Provolone	340	25,6	7,7	■■■	■■■	■■■	■■■	♣ ⚽ ☺
Romadur	293	21,6	6,5	■■■	■■■	■■■	■■■	⚽
Roquefort	361	21,0	6,3	■■■	■■■	■■■	■■■	⚽
Sauermilchkäse	131	30,0	9,0	■■■	■■■	■■■	■■■	♥ ♣ ⚽ ☺
Schafskäse/Feta	236	17,0	5,1	■■■	■■■	■■■	■■■	
Scheibletten	271	17,2	5,2	■■■	■■■	■■■	■■■	
Schmelzkäse	327	13,2	4,0	■■■	■■■	■■■	■■■	
Schnittkäse (fettarm) 30% Fett i. Tr.	242	26,5	8,0	■■■	■■■	■■■	■■■	♣ ⚽ ☺
Tilsiter	354	26,3	7,9	■■■	■■■	■■■	■■■	♣ ⚽ ☺
Wilstermarsch	319	23,4	7,0	■■■	■■■	■■■	■■■	♣ ⚽

1 Portion = 200 g

Aus Milchprodukten herstellt								
Schnittlauchquark	114	7,5	15,0	■■■	■■■	■■■	■■■	♥ ♣ ⚽ ☺
Zaziki	48	2,2	4,4	■■■	■■■	■■■	■■■	
Kakao*	131	3,4	6,8	■■■	■■■	■■■	■■■	
Ayran	36	1,9	3,8	k. A.	k. A.	k. A.	k. A.	
Joghurtdrinks (gezuckert*)	67	3,3	6,6	k. A.	k. A.	k. A.	k. A.	

EIWEISS-GUIDE: MILCH/MILCHPRODUKTE

* Im Rahmen einer Low-Carb-Ernährung sollten die Lebensmittel nur in moderater Menge gegessen werden!

Nüsse und Kerne

1 Portion = 30 g

Nüsse und Kerne	kcal/100 g	**Eiweiß** g/100g	**Eiweiß** g/Portion	**Arginin** g/Portion	**Glutamin** g/Portion	**Leucin** g/Portion	**Tryptophan** g/Portion	Bewertung
Haselnuss	636	12,0	3,6	grün	gelb	gelb	rot	♥
Kokosnuss	358	3,9	1,2	rot	rot	rot	rot	
Kürbiskern	560	24,4	7,3	grün	gelb	grün	grün	♥ ⊛ ☺
Leinsamen	372	24,4	7,3	grün	grün	gelb	grün	♥ ♣ ☺
Macadamianuss	676	7,5	2,3	gelb	rot	rot	grün	☺
Mandel	569	18,7	5,6	grün	grün	gelb	rot	♥ ♣
Marone, Kastanie	173	2,4	0,7	rot	rot	rot	rot	
Mohn	472	20,2	6,1	grün	gelb	gelb	rot	♥
Paranuss	660	13,6	4,1	grün	gelb	gelb	rot	♥
Pecannuss	692	9,3	2,8	grün	rot	rot	rot	♥
Pinienkern	575	24,0	7,2	grün	gelb	grün	gelb	♥ ⊛
Pistazie	574	17,6	5,3	grün	gelb	gelb	rot	♥
Sesam	559	17,7	5,3	grün	gelb	gelb	gelb	♥
Sonnenblumenkern	574	22,6	6,8	grün	grün	gelb	gelb	♥ ♣
Walnuss	654	14,4	4,3	grün	gelb	gelb	rot	♥

Nüsse und Kerne

1 Portion = 50 g

	kcal/100 g	**Eiweiß** g/100g	**Eiweiß** g/Portion	**Arginin** g/Portion	**Glutamin** g/Portion	**Leucin** g/Portion	**Tryptophan** g/Portion	Bewertung
Eiweißreiche Low-Carb-Mehle								
Haselnussmehl	652	12,3	6,2	■■■	■■■	■■■	■■■	♥
Kokosmehl	255	18,0	9,0	k. A.	k. A.	k. A.	k. A.	
Mandelmehl	282	36,4	18,2	k. A.	k. A.	k. A.	k. A.	
Sojabohnenmehl	397	40,0	20,0	■■■	■■■	■■■	■■■	♥ ☘ ⚽ ☺
Lupinenmehl	257	41,0	20,5	k. A.	k. A.	k. A.	k. A.	
Linsenmehl	319	24,3	12,2	■■■	■■■	■■■	■■■	♥ ☘ ⚽ ☺

1 EL = 25 g

	kcal/100 g	**Eiweiß** g/100g	**Eiweiß** g/Portion	**Arginin** g/Portion	**Glutamin** g/Portion	**Leucin** g/Portion	**Tryptophan** g/Portion	Bewertung
Brotaufstriche								
Mandelmus	664	15,1	3,8	■■■	■■■	■■■	■■■	♥
Sonnenblumenkernmus	593	19,7	4,9	■■■	■■■	■■■	■■■	♥
Haselnussmus	652	12,3	3,1	■■■	■■■	■■■	■■■	♥
Erdnussmus	578	26,3	6,6	■■■	■■■	■■■	■■■	♥ ☘
Erdnussbutter	597	22,2	5,6	■■■	■■■	■■■	■■■	♥ ☘

EIWEISS-GUIDE: NÜSSE UND KERNE

Hülsenfrüchte, Gemüse und Pilze

1 Portion = 25 g

	kcal/100 g	Eiweiß g/100g	Eiweiß g/Portion	Arginin g/Portion	Glutamin g/Portion	Leucin g/Portion	Tryptophan g/Portion	Bewertung
Cashewnuss	568	17,5	4,4	■■■	■■■	■■■	■■■	♥ ☺
Erdnuss	561	25,3	6,3	■■■	■■■	■■■	■■■	♥

1 Portion = 50 g

	kcal/100 g	Eiweiß g/100g	Eiweiß g/Portion	Arginin g/Portion	Glutamin g/Portion	Leucin g/Portion	Tryptophan g/Portion	Bewertung
Bohnen, weiß	263	21,3	10,7	■■■	■■■	■■■	■■■	♥ ♣ ✿ ☺
Bohnen, grün	25	2,4	1,2	■■■	■■■	■■■	■■■	
Erbsen	82	6,7	3,4	■■■	■■■	■■■	■■■	♥
Kirchererbsen	141	7,5	3,8	■■■	■■■	■■■	■■■	♥
Kidney Bohnen	251	22,1	11,1	■■■	■■■	■■■	■■■	♥ ♣ ✿ ☺
Kidney Bohnen (Konserve)	251	5,0	2,5	■■■	■■■	■■■	■■■	
Linsen	309	23,5	11,8	■■■	■■■	■■■	■■■	♥ ♣ ✿ ☺
Lupinen	119	16,0	8,0	k. A.	k. A.	k. A.	k. A.	
Mungobohnen	273	23,1	11,6	■■■	■■■	■■■	■■■	♥ ♣ ✿ ☺
Saubohnen, dicke Bohnen	234	26,2	13,1	■■■	■■■	■■■	■■■	♥ ♣ ✿ ☺
Sojabohnen	143	11,9	6,0	■■■	■■■	■■■	■■■	♥
Zuckererbsen/-schoten	60	4,0	2,0	■■■	■■■	■■■	■■■	

Hülsenfrüchte, Gemüse und Pilze

1 Portion = 200 g

Eiweißreicheres Gemüse	kcal/100 g	**Eiweiß** g/100g	**Eiweiß** g/Portion	**Arginin** g/Portion	**Glutamin** g/Portion	**Leucin** g/Portion	**Tryptophan** g/Portion	Bewertung
Blumenkohl	23	2,5	5,0	■■□	■□□	■■□	■□□	
Brokkoli	26	3,3	6,6	■■■	■□□	■■□	■□□	♥
Grünkohl	37	4,3	8,6	■■■	■□□	■■■	■■■	♥ ⚽ ☺
Rosenkohl	36	4,5	9,0	■■■	■■■	■■□	■■□	♥ ⅄
Spinat	17	2,5	5,0	■■□	■□□	■■□	■■□	
Topinambur	31	2,4	4,8	■■■	■□□	■□□	■□□	♥
Wirsing	26	3,0	6,0	■■■	■■□	■□□	■□□	♥
Wurzelpetersilie	37	2,9	5,8	■■□	■■■	■□□	■□□	⅄

1 Portion = 200 g

Pilze	kcal/100 g	Eiweiß g/100g	Eiweiß g/Portion	Arginin g/Portion	Glutamin g/Portion	Leucin g/Portion	Tryptophan g/Portion	Bewertung
Austernpilze	16	3,5	7	■□□	■□□	■□□	■■■	☺
Champignons	15	2,7	5,4	k. A.	k. A.	k. A.	k. A.	
Morcheln	11	2,5	5	■■■	■□□	■□□	■■■	♥ ☺
Pfefferlinge	12	1,6	3,2	■■□	■□□	■□□	■□□	
Shiitake	42	2,3	4,6	■■■	■□□	■□□	■□□	♥
Steinpilze	20	3,1	6,2	■□□	■□□	■□□	■■■	☺

Hülsenfrüchte, Gemüse und Pilze

1 Portion = 25 g

	kcal/100 g	**Eiweiß** g/100g	**Eiweiß** g/Portion	**Arginin** g/Portion	**Glutamin** g/Portion	**Leucin** g/Portion	**Tryptophan** g/Portion	Bewertung
Getrocknete Pilze								
Champignons	211	38,1	9,5	■■■	■■■	■■■	■■■	♥
Steinpilze	149	27,1	6,8	■■■	■■■	■■■	■■■	☺
Pfifferlinge	120	16,4	4,1	■■■	■■■	■■■	■■■	☺
Morcheln	98	14,6	3,7	■■■	■■■	■■■	■■■	
Shiitake	237	8,8	2,2	■■■	■■■	■■■	■■■	

Eiweißreiche vegetarische Lebensmittel 1 Portion = 150 g	kcal/100 g	**Eiweiß** g/100g	**Eiweiß** g/Portion	**Arginin** g/Portion	**Glutamin** g/Portion	**Leucin** g/Portion	**Tryptophan** g/Portion	Bewertung
Glutenfleisch (Seitan)	121	13,2	19,8	■■■	■■■	■■■	■■■	♥ ♣ ⚽ ☺
Lupinenflocken	300	42,0	63,0	k. A.	k. A.	k. A.	k. A.	
Lupinengeschnetzeltes	176	21,0	31,5	k. A.	k. A.	k. A.	k. A.	
Räuchertofu	132	13,6	20,4	k. A.	k. A.	k. A.	k. A.	
Seidentofu	52	5,5	8,3	■■■	■■■	■■■	■■■	♥ ♣ ⚽ ☺
Soja Sahne/Cuisine	170–190	2–3	3–4,5	k. A.	k. A.	k. A.	k. A.	
Sojafleisch (Schnetzel)	280–360	45–50	70–75	k. A.	k. A.	k. A.	k. A.	
Sojaflocken	347	37,0	55,5	k. A.	k. A.	k. A.	k. A.	
Sojagranulat	442	39,5	59,3	k. A.	k. A.	k. A.	k. A.	
Sojajoghurt	50	4–5	6–7,5	k. A.	k. A.	k. A.	k. A.	
Sojamilch (Sojadrink)	27	2,0	3,0	k. A.	k. A.	k. A.	k. A.	
Sojanudeln	387	45,0	67,5	■■■	■■■	■■■	■■■	♥ ♣ ⚽ ☺
Sojaboulette	347	23,6	35,4	■■■	■■■	■■■	■■■	♥ ♣ ⚽ ☺
Sojawürstchen	292	10,0	15,0	■■■	■■■	■■■	■■■	♥ ♣ ⚽ ☺
Tempeh	152	19,0	28,5	■■■	■■■	■■■	■■■	♥ ♣ ⚽ ☺
Tofu	129	13,5	20,3	■■■	■■■	■■■	■■■	♥ ♣ ⚽ ☺
Vegetarische Ravioli	192	19,6	29,4	■■■	■■■	■■■	■■■	♥ ♣ ⚽ ☺

EIWEISS-GUIDE: VEGETARISCHES

Getreide & Co.*

1 Portion = 50 g

	kcal/100 g	**Eiweiß** g/100g	**Eiweiß** g/Portion	**Arginin** g/Portion	**Glutamin** g/Portion	**Leucin** g/Portion	**Tryptophan** g/Portion	Bewertung
Getreidesorten, Pseudogetreide								
Amaranth	368	14,5	7,3	k. A.	k. A.	k. A.	k. A.	
Buchweizen	340	9,1	4,6	■■■	■■■	■■■	■■■	♥
Bulgur	325	9,0	4,5	■■■	■■■	■■■	■■■	
Gerste	320	9,8	4,9	■■■	■■■	■■■	■■■	
Grünkern	324	10,8	5,4	■■■	■■■	■■■	■■■	☘
Hafer	353	11,7	5,9	■■■	■■■	■■■	■■■	♥
Hirse	354	9,8	4,9	■■■	■■■	■■■	■■■	☺
Mais	107	3,0	1,5	■■■	■■■	■■■	■■■	
Quinoa	351	12,2	6,1	k. A.	k. A.	k. A.	k. A.	
Reis	349	6,8	3,4	■■■	■■■	■■■	■■■	
Roggen	294	9,0	4,5	■■■	■■■	■■■	■■■	
Weizen	313	11,7	5,9	■■■	■■■	■■■	■■■	☘

1 Portion = 200 g

Kartoffeln	71	2,0	4,0	■■■	■■■	■■■	■■■	
Süßkartoffeln	111	1,6	3,2	■■■	■■■	■■■	■■■	

1 Portion = 60 g

Brot und Brötchen								
Hirsebrot	253	4,4	2,6	■■■	■■■	■■■	■■■	

* Im Rahmen einer Low-Carb-Ernährung sollten die Lebensmittel nur in moderater Menge gegessen werden!

Getreide & Co.*	kcal/100 g	Eiweiß g/100g	Eiweiß g/Portion	Arginin g/Portion	Glutamin g/Portion	Leucin g/Portion	Tryptophan g/Portion	Bewertung
Knäckebrot	359	10,8	6,5	■■■	■■■	■■■	■■■	
Pumpernickel	188	6,5	3,9	■■■	■■■	■■■	■■■	
Rosinenbrötchen	253	7,0	4,2	■■■	■■■	■■■	■■■	
Toastbrot	253	7,4	4,4	■■■	■■■	■■■	■■■	
Vollkornbrot	188	6,5	3,9	■■■	■■■	■■■	■■■	☺
Vollkornbrötchen	222	8,0	4,8	■■■	■■■	■■■	■■■	
Zwieback	365	9,2	5,5	■■■	■■■	■■■	■■■	

1 Portion = 50 g

Müsli								
Früchtemüsli	340	9,9	5,0	■■■	■■■	■■■	■■■	♥
Schokoladenmüsli	390	9,8	4,9	■■■	■■■	■■■	■■■	
Cornflakes	355	7,2	3,6	■■■	■■■	■■■	■■■	

1 Portion = 200 ml

Getränke auf Getreide- und Reisbasis								
Haferdrink	40	0,6	1,2	k. A.	k. A.	k. A.	k. A.	
Reisdrink	37	0,3	0,6	k. A.	k. A.	k. A.	k. A.	

* Im Rahmen einer Low-Carb-Ernährung sollten die Lebensmittel nur in moderater Menge gegessen werden!

EIWEISS-GUIDE: GETREIDE & CO.

Süßes und Snacks*

1 Portion = 150 g

	kcal/100 g	**Eiweiß** g/100g	**Eiweiß** g/Portion	**Arginin** g/Portion	**Glutamin** g/Portion	**Leucin** g/Portion	**Tryptophan** g/Portion	Bewertung
Birne Helene	180	3,9	5,9	gelb	rot	rot	rot	
Cremetorte	316	4,1	6,2	gelb	gelb	gelb	gelb	
Donut	392	7,8	11,7	gelb	rot	rot	rot	
Eis-Baiser-Torte	238	2,6	3,9	gelb	rot	rot	rot	
Eisbecher mit Schlagsahne und Früchten	198	2,0	3,0	gelb	rot	rot	rot	
Eiskaffee	229	2,5	3,8	gelb	rot	rot	rot	
Fürst-Pückler-Bombe	322	4,4	6,6	gelb	gelb	gelb	rot	
Grießpudding	218	6,1	9,2	gelb	gelb	grün	grün	☺ ☺
Käsekuchen	310	6,0	9,0	gelb	gelb	grün	grün	☺ ☺
Obstkuchen	229	2,8	4,2	gelb	gelb	rot	rot	
Pfirsich Melba	197	2,1	3,2	rot	rot	rot	rot	
Vanillepudding	126	3,1	4,7	gelb	rot	gelb	rot	
Vanilleeis mit heißen Himbeeren	114	1,7	2,6	rot	rot	rot	gelb	
Windbeutel mit Sahne	315	8,0	12,0	gelb	gelb	grün	grün	☺ ☺

Süßes und Snacks*

1 Portion = 25 g

	kcal/100 g	Eiweiß g/100g	Eiweiß g/Portion	Arginin g/Portion	Glutamin g/Portion	Leucin g/Portion	Tryptophan g/Portion	Bewertung
Butterkeks	480	10,0	2,5	■■■	■■■	■■■	■■■	
Chips	535	5,5	1,4	■■■	■■■	■■■	■■■	
Erdnussflips	529	9,7	2,4	■■■	■■■	■■■	■■■	
Waffeln	318	6,2	1,6	■■■	■■■	■■■	■■■	
Kekse/Plätzchen	498	6,2	1,6	■■■	■■■	■■■	■■■	
Kräcker	376	10,3	2,6	■■■	■■■	■■■	■■■	
Milchschnitte	421	7,0	1,8	k. A.	k. A.	k. A.	k. A.	
Müsliriegel	375	6,9	1,7	■■■	■■■	■■■	■■■	
Nuss-Nougat-Creme	521	4,3	1,1	■■■	■■■	■■■	■■■	
Schokoküsse	377	3,0	0,8	k. A.	k. A.	k. A.	k. A.	
Schokolade	536	9,2	2,3	■■■	■■■	■■■	■■■	

* Im Rahmen einer Low-Carb-Ernährung sollten die Lebensmittel nur in moderater Menge gegessen werden!

EIWEISS-GUIDE: SÜSSES UND SNACKS

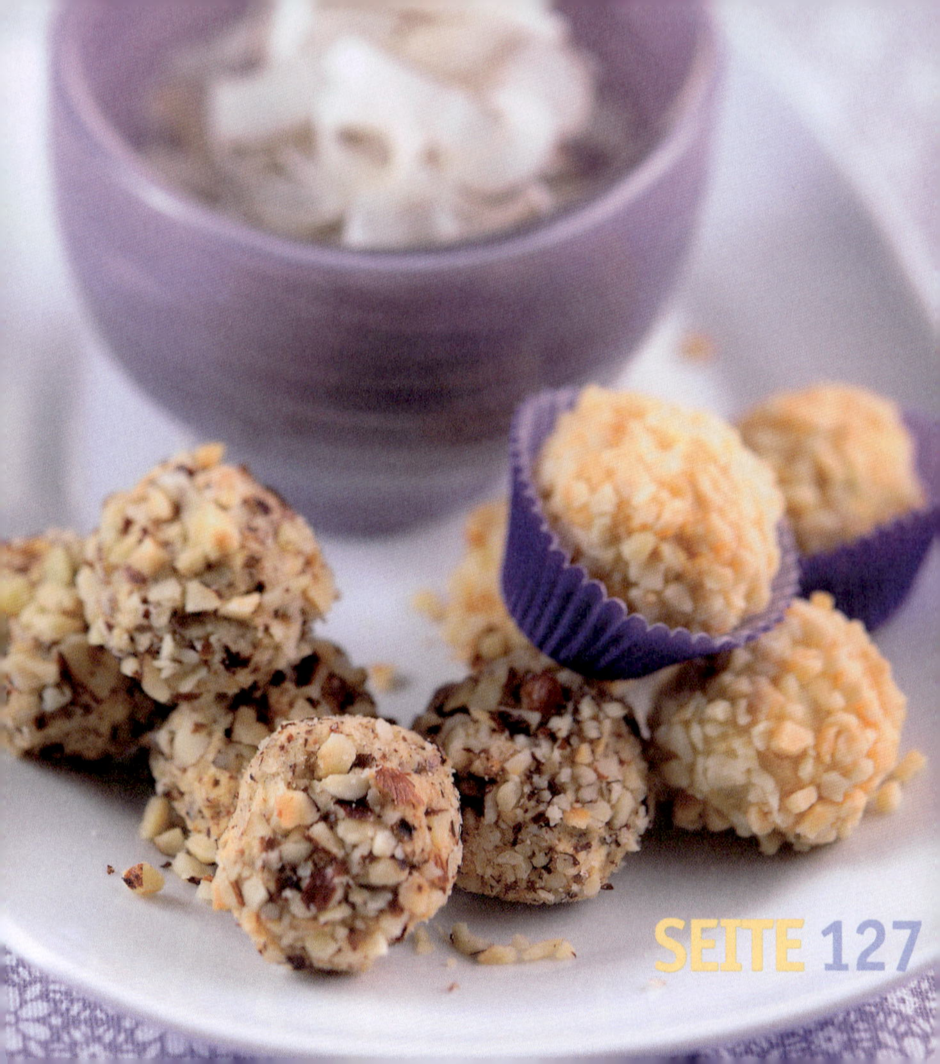
SEITE 127

Gerichte und Mahlzeiten

1 Portion = 250 g

Fleisch- und Fast-Food-Gerichte	kcal/100 g	**Eiweiß** g/100g	**Eiweiß** g/Portion
Cevapcici	250	16,0	40,0
Cheeseburger	226	11,1	27,8
Chicken-Nuggets	250	16,0	40,0
Chili con Carne	80	5,9	14,8
Cordon bleu vom Kalb	183	18,0	45,0
Döner mit Geflügelfleisch	164	12,8	32,0
Döner mit Rindfleisch	190	12,0	30,0
Fleischsalat	312	7,8	19,5
Fleischbällchen (z. B. Frikadellen, Köttbullar)	156	20,5	51,3
Geflügelsalat mit Joghurt	134	10,8	27,0
Kalbsgeschnetzeltes Züricher Art	130	10,5	26,3
Hamburger	232	10,4	26,0
Hirschragout	151	15,0	37,5
Hühnerfrikassee mit Reis	135	9,6	24,0
Jägerschnitzel in Pilz-Sahne-Sauce	104	7,8	19,5
Rehragout in Rahmsauce	171	15,3	38,3
Rippchen mit Sauerkraut	112	11,3	28,3

EIWEISS-GUIDE: GERICHTE/MAHLZEITEN

Gerichte und Mahlzeiten

	kcal/100 g	Eiweiß g/100g	Eiweiß g/Portion
Saumagen, gefüllt	124	11,0	27,5
Schaschlik mit Brötchen	170	14,2	35,5
Schweineniere mit Sauerkraut	91	8,4	21,0
Szegediner Gulasch mit Kraut und Beilage	105	8,2	20,6
Toast Hawaii	257	11,4	28,5
Wiener Schnitzel mit Pommes	174	11,3	28,3
Wildgulasch mit Steinpilzen	112	11,1	27,8
Wurstgerichte			
Bockwurst mit Brötchen und Senf	308	13,9	34,8
Bockwurst mit Kartoffelsalat und Senf	171	6,4	16,0
Bratwurst mit Brötchen und Senf	264	10,6	26,5
Currywurst mit Brötchen	259	10,0	25,0
Wiener Würstchen mit Brötchen und Senf	308	12,8	32,0
Eiergerichte			
Bauernfrühstück	98	5,3	13,3
Eierpfannkuchen	211	8,2	20,5
Omelett mit Tomaten und Kräutern	135	8,9	22,3
Spiegelei	193	13,0	32,5
Spiegelei mit Schinken	176	14,4	36,0

Gerichte und Mahlzeiten

1 Portion = 400 g

	kcal/100 g	**Eiweiß** g/100g	**Eiweiß** g/Portion
Suppen, Eintöpfe			
Erbseneintopf mit Speck	125	5,6	22,4
Fädlesuppe	74	5,6	22,4
Frühlingssuppe	32	2,6	10,4
Gemüseeintopf	72	9,7	38,8
Grießklößchensuppe	144	5,6	22,4
Gulaschsuppe	62	3,8	15,2
Kraftbrühe mit Perlgraupen	68	5,4	21,6
Leberspätzlesuppe	64	5,5	22,0
Linseneintopf ohne Fleisch	56	3,5	14,0
Linsensuppe mit Fleisch	62	5,6	22,4
Ochsenschwanzsuppe	38	3,2	12,8
Pichelsteiner Eintopf	74	9,3	37,2
Steckrübeneintopf	58	2,9	11,6

EIWEISS-GUIDE: GERICHTE/MAHLZEITEN

Gerichte und Mahlzeiten

1 Portion = 200 g

Fischgerichte	kcal/100 g	Eiweiß g/100g	Eiweiß g/Portion
Backfischbaguette	212	11,1	22,2
Calamari Fritti	169	6,4	12,8
Fischfrikadellen	128	14,0	28,0
Fischstäbchen	118	13,5	27,0
Hamburger Pannfisch	107	8,6	17,2
Heringsalat in Sahnesauce	181	5,3	10,6
Krabbencocktail	160	6,1	12,2
Labskaus	103	9,7	19,4
Rollmöpse	128	10,8	21,6
Surimi	110	8,0	16,0
Sushi	129	7,5	15,0
Tintenfisch (gefüllt)	147	15,0	30,0

1 Portion = 300 g

Salate	kcal/100 g	Eiweiß g/100g	Eiweiß g/Portion
Caesar Salad	242	8,8	26,4
Griechischer Bauernsalat	110	3,2	9,6
Italienischer Salat	110	8,2	24,6
Salat mit Pute	87	10,3	30,9

Gerichte und Mahlzeiten

	kcal/100 g	**Eiweiß** g/100g	**Eiweiß** g/Portion
Gemüsegerichte			
Gefüllte Champignons	127	5,0	14,9
Mischgemüse in Butter geschwenkt	90	2,6	7,8
Leipziger Allerlei	38	2,3	6,9
Ratatouille	49	1,3	3,9

1 Portion = 200 g

Kalte Gerichte auf Getreidebasis			
Birchermüsli mit Früchten und Schlagsahne	145	2,1	4,2
Cornflakes mit Milch und Zucker	191	3,4	6,8
Müsli mit Milch und Früchten	126	3,0	6,0
Vollkornbrot mit Butter und Aufschnitt	299	11,5	23,0

1 Portion = 300 g

Warme Gerichte auf Getreide- und Kartoffelbasis			
Baguette mit Schinken und Käse	226	11,8	35,4
Cannelloni	147	8,8	26,4
Croque mit Salami und Käse	250	10,3	30,9
Frühlingsrollen	233	7,1	21,3

EIWEISS-GUIDE: GERICHTE/MAHLZEITEN

Gerichte und Mahlzeiten

	kcal/100 g	Eiweiß g/100g	Eiweiß g/Portion
Grünkernbratling	144	5,1	15,3
Haferflockensuppe	128	4,7	14,1
Kartoffel und Quark	87	3,7	11,1
Lasagne bolognese	150	8,3	24,9
Maultaschen	140	5,2	15,6
Nasi Goreng	146	6,1	18,3
Paella	172	10,0	30,0
Pizza Quattro Stagioni	216	7,8	23,4
Pizza Salami	264	8,2	24,6
Ravioli mit Fleischfüllung	217	5,9	17,7
Reibekuchen	145	3,6	10,8
Schwäbische Maultaschen	146	8,3	24,9
Spaghetti bolognese	135	8,4	25,2
Wraps mit Hühnchen gefüllt	216	10,0	30,0
Zwiebelkuchen	197	5,3	15,9

Quellenverzeichnis

Albers/Worm/Segler: Der LOGI-Muskel-Coach, systemed Verlag

Arndt/Albers: Handbuch Protein und Aminosäuren, Novagenics Verlag

Austin GL et al: Trends in carbohydrate, fat, and protein intakes and association with energy intake in normal-weight, overweight, and obese individuals- 1971–2006 –NHANES; Am J Clin Nutr. 93(4):836-43, 2011

Bray GA et al: Effect of dietary protein content on weight gain, energy expenditure, and body composition during overeating: a randomized controlled trial. JAMA: 4;307(1):47-55, 2012

Bueno NB et al: Very-low-carbohydrate ketogenic diet v. low-fat diet for long-term weight loss: a meta-analysis of randomised controlled trials British Journal of Nutrition, 2013

Cao JJ, Nielsen FH: Acid diet (high-meat protein) effects on calcium metabolism and bone health.

Curr Opin Clin Nutr Metab Care: 13(6):698-702, 2010

Cao JJ et al: A diet high in meat protein and potential renal acid load increases fractional calcium absorption and urinary calcium excretion without affecting markers of bone resorption or formation in postmenopausal women; J Nutr.: 141(3):391-7, 2011

Churchward-Venne, TA et al: Nutritional regulation of muscle protein synthesis with resistance exercise: strategies to enhance anabolism, Nutrition & Metabolism 9:40, 2012

de Oliveira EP, Burini RC: High plasma uric acid concentration: causes and consequences; Diabetol Metab Syndr.: 4;4:12, 2012

EFSA Panel on Dietetic Products, Nutrition and Allergies (NDA):Scientific Opinion on Dietary

Reference Values for protein. EFSA Journal:10(2):2557, 2012

Fernstrom JD et al: The ingestion of different dietary proteins by humans induces large changes in the plasma tryptophan ratio, a predictor of brain tryptophan uptake and serotonin synthesis; Clin Nutr. 2013 32(6):1073-6, 2012

Gleeson J.: Dosing and Efficacy of Glutamine Supplementation in Human Exercise and Sport Training, J. Nutr. 138: 2045S–2049S, 2008.

Josse AR et al: Increased consumption of dairy foods and protein during diet- and exercise-induced weight loss promotes fat mass loss and lean mass gain in overweight and obese premenopausal women; J Nutr: 141(9):1626-34, 2011.

Kim, H.: Glutamine as an Immunnutrient; Yonsei Med J 52(6): 892-897, 2011

EIWEISS-GUIDE: QUELLENVERZEICHNIS

Larsen TM et al: Diets with high or low protein content and glycemic index for weight-loss maintenance. N Engl J Med.: 25;363(22):2102-13, 2010

Layman DK, Baum JI: Dietary protein impact on glycemic control during weight loss; J Nutr.: 134(4):968S-73S, 2004

Layman DK et al: Dietary protein and exercise have additive effects on body composition during weight loss in adult women; J Nutr: 135(8):1903-10, 2005

Layman/Walker: Potential Importance of Leucine in Treatment of Obesity and the Metabolic Syndrome, The Journal of Nutrition, 2006

Markus CR: The bovine protein alpha-lactalbumin increases the plasma ratio of tryptophan to the other large neutral amino acids, and in vulnerable subjects raises brain serotonin activity, reduces cortisol concentration, and improves mood under stress; Am J Clin Nutr. 71(6):1536-44, 2000

Martens AE: Protein leverage affects energy intake of high-protein diets in humans; Am J Clin Nutr 97:86–93, 2013

Pagoto SL et al: Acute tryptophan depletion and sweet food consumption by overweight adults; Eat Behav. 10(1):36-41, 2009

Rao/Samak: Role of Glutamine in Protection of Intestinal Epithelial Tight Junctions; Journal of Epithelial Biology and Pharmacology 5, (Suppl 1-M7) 47-54, 2012

Raubenheimer/Simpson: Integrative models of nutrient balancing: application to insects and vertebrates; Nutrition Research Reviews 10, 15 1-179 151, 1997

Rebholz CM et al: Dietary protein intake and blood pressure: a meta-analysis of randomized controlled trials. Am J Epidemiol: 1;176 Suppl 7:S27-43, 2012

Richard DM et al: L-Tryptophan: Basic Metabolic Functions, Behavioral Research and Therapeutic Indications; Int J Tryptophan Res. 23;2:45-60, 2009

Shabbir F: Effect of diet on serotonergic neurotransmission in depression, Neurochemistry International 62/324–329, 2013

Soenen S et al: Normal protein intake is required for body weight loss and weight maintenance, and elevated protein intake for additional preservation of resting energy expenditure and fat free mass; J Nutr: 143(5):591-6, 2013

Walle/Worm: Leicht abnehmen! Geheimrezept Eiweiß, systemed Verlag

Westerterp-Plantenga MS et al: Dietary protein – its role in satiety, energetics, weight loss and health. Br J Nutr. 108 Suppl 2:S105–12, 2012

Wilkinson DJ et al: Effects of leucine and its metabolite ß-hydroxy-ßmethylbutyrate on human skeletal muscle protein metabolism, J Physiol 591.11, 2911-2923, 2013

Worm N: LOGI-Methode. Glücklich und schlank. systemed Verlag

Wu et al: Arginine metabolism and nutrition in growth, health and disease, Amino Acids, 37(1): 153–168, 2009

Zemel/Bruckbauer: Effects of a leucine and pyridoxine-containing nutraceutical on body weight and composition in obese subjects; Diabetes, Metabolic Syndrome and Obesity: Targets and Therapy 6 309–315. 2013

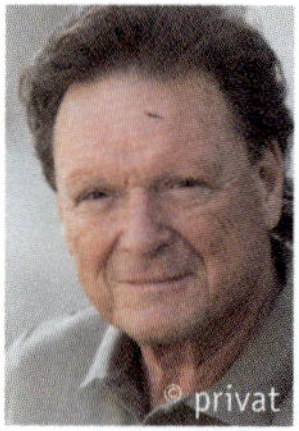

Prof. Dr. oec. troph. Nicolai Worm ist einer der führenden Ernährungswissenschaftler Deutschlands. Seit 2008 ist er Professor an der Deutschen Hochschule für Prävention und Gesundheitsmanagement (DHPG) in Saarbrücken. Er hat zahlreiche Bücher, Broschüren und Fachartikel verfasst. Einem breiten Publikum ist er durch seine Radio- und TV-Auftritte bei privaten und öffentlichen Sendern bekannt geworden. Seine Bücher zu der von ihm entwickelten »LOGI-Methode« sowie sein Buch *Low Carb* (riva, 2010) sind allesamt Bestseller. In seinem neuesten Werk unter dem Label »FlexiCARB« spricht er sich für eine kohlenhydratangepasste mediterrane Küche als gesündeste Ernährung für unseren modernen Lebensstil aus. Nicolai Worm lebt in München und Südfrankreich.

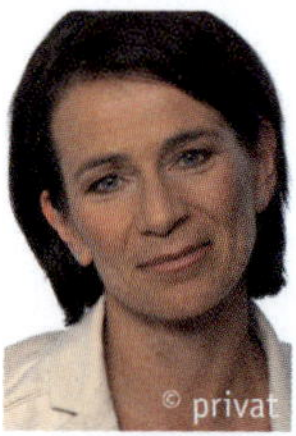

Heike Lemberger, Ökotrophologin und DSSV-Fitnesslehrerin, ist eine erfahrene Referentin und Trainerin. Seit über 20 Jahren arbeitet sie im Bereich Sporternährung an der Universität Hamburg im Fachbereich Bewegungswissenschaft. 2010 gründete sie zusammen mit Franca Mangiameli die essteam GbR. Die Ernährungsexpertin begeistert Führungskräfte und Mitarbeiter von Unternehmen ebenso wie Multiplikatoren aus der Gesundheitsbranche mit ihren praxisnahen und innovativen Vorträgen und Workshops. Selbst ist sie begeisterte Marathonläuferin.

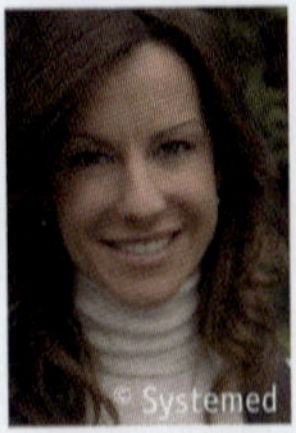

Franca Mangiameli ist Diplom-Ökotrophologin mit mediterranen Wurzeln. Die Italienerin coacht seit über 15 Jahren Menschen mit Übergewicht und ernährungsmitbedingten Erkrankungen. Sie ist Inhaberin des Studios für Ernährungsberatung Dr. Ambrosius in Gießen und seit 2010 gemeinsam mit Heike Lemberger Geschäftsführerin der essteam GbR in Hamburg. Franca Mangiameli hat zahlreiche Low-Carb-Bücher geschrieben, darunter viele Kochbücher der LOGI-Reihe sowie *Die Milchdiät*. Darüber hinaus hält sie Vorträge für Fachkräfte, Verbraucher sowie Führungspersonal und deren Mitarbeiter.

Eiweißfakten

Eiweiß ist lebensnotwendig – wir müssen immer genügend davon essen! + Eiweiß lässt sich durch nichts ersetzen: Weder aus Fett noch aus Kohlenhydraten kann Eiweiß aufgebaut werden + Eiweiß besteht aus Aminosäuren. Aus 20 Aminosäuren bildet der Körper über 50.000 Eiweißstrukturen wie Muskeln, Immunglobuline, Hormone etc. + Tierisches Eiweiß ist hochwertiger als pflanzliches, weil es dem menschlichen Körpereiweiß ähnlicher ist. Durch die richtige Kombination lässt sich pflanzliches Eiweiß jedoch aufpeppen! + Für gesunde Menschen gibt es mit natürlichen Nahrungsmitteln kein »Zuviel« an Eiweiß! + Eiweiß ist der beste Sattmacher. + Mehr Eiweiß beugt Übergewicht vor. + Mehr Eiweiß hilft beim Abnehmen. + Mehr Eiweiß hemmt den Muskelabbau beim Abnehmen. + Mehr Eiweiß baut Muskeln auf. + Mehr Eiweiß fördert die körperliche Leistungsfähigkeit. + Mehr Eiweiß senkt den Blutdruck. + Mehr Eiweiß sorgt für eine bessere Blutzucker- und Insulinkontrolle.

EIWEISS-GUIDE: EIWEISSFAKTEN

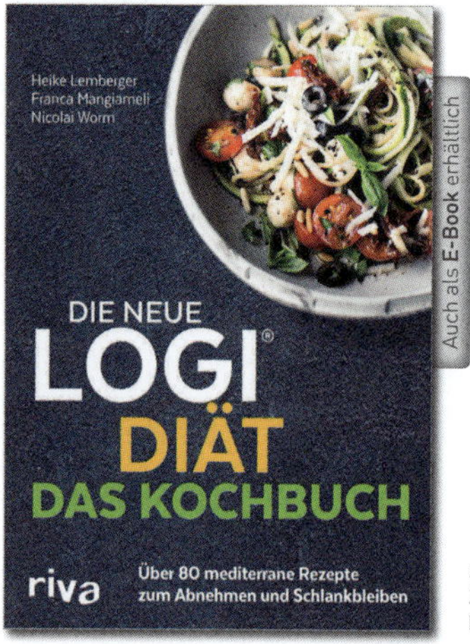

256 Seiten
22,00 € (D) | 22,70 € (A)
ISBN 978-3-7423-1083-5

Heike Lemberger
Franca Mangiameli
Nicolai Worm

Die neue LOGI-Diät – Das Kochbuch

Über 80 mediterrane Rezepte zum Abnehmen und Schlankbleiben

Noch mehr Rezepte – das Kochbuch zur neuen LOGI-Diät

Die neue LOGI-Diät liefert eine unschlagbare Abnehmformel, die die beiden erfolgreichen Diätansätze Low Carb und Formula-Mahlzeiten kombiniert. Auf diese Weise kann man überschüssiges Gewicht im Handumdrehen loswerden und so langfristig die Gesundheit verbessern. Dieses Kochbuch ist der optimale Begleiter auf dem Weg zum eigenen Wunschgewicht: Über 80 mediterrane Gerichte aus überwiegend naturbelassenen Zutaten sorgen für eine lange Sättigung bei geringer Energiedichte. Egal ob vegetarische Hauptspeisen, Gerichte mit Fleisch und Fisch, Salate oder Snacks: Hier ist für jeden Geschmack etwas dabei. Wertvolle Tipps und Tricks erleichtern den Einstieg und unterstützen Ihren Abnehmerfolg.

riva

Bibliografische Information der Deutschen Nationalbibliothek
Die Deutsche Nationalbibliothek verzeichnet diese Publikation in der Deutschen Nationalbibliografie. Detaillierte bibliografische Daten sind im Internet über https://dnb.de abrufbar.

Für Fragen und Anregungen
info@m-vg.de

Wichtige Hinweise
Dieses Buch ist für Lernzwecke gedacht. Es stellt keinen Ersatz für eine individuelle medizinische Beratung dar und sollte auch nicht als solcher benutzt werden. Wenn Sie medizinischen Rat einholen wollen, konsultieren Sie bitte einen qualifizierten Arzt. Der Verlag und der Autor haften für keine nachteiligen Auswirkungen, die in einem direkten oder indirekten Zusammenhang mit den Informationen stehen, die in diesem Buch enthalten sind.

Ausschließlich zum Zweck der besseren Lesbarkeit wurde auf eine genderspezifische Schreibweise sowie eine Mehrfachbezeichnung verzichtet. Alle personenbezogenen Bezeichnungen sind somit geschlechtsneutral zu verstehen.

3. Auflage 2026

Türkenstraße 89
80799 München
Tel.: 089 651285-0

Die Originalausgabe erschien 2014 im systemed Verlag.

Redaktion: systemed Verlag, Lünen
Fotografie: Studio L'Eveque, München
Gestaltung, Satz: A flock of sheep, Lübeck/Andreas Linnemann, München
Druck: Florjancic Tisk d.o.o., Slowenien

ISBN Print 978-3-95814-230-5
ISBN E-Book (PDF) 978-3-95814-231-2
ISBN E-Book (EPUB, Mobi) 978-3-95814-232-9